本草经典古籍校注丛书（第一辑）

李成文 总主编

本草凡例

清·罗国纲 著

李成文 蔡华珠 马凤丽 校注

中国健康传媒集团
中国医药科技出版社 ·北京

内容提要

本书为清代名医罗国纲《罗氏会约医镜》之《本草凡例》。收载药物479种，分为上、中、下三篇，涵盖草部、竹木部、谷部、果部、菜部、金石水土部、禽兽部、鳞介鱼虫部、人部，共九部。每药先辨其气味形色，次于有毒者标之，后著所入经络，乃为发明其功用，而以主治之症具列于后，其所以主治之理，字笺句释，明体辨用，俾阅者朗然。并详述产于异域遐僻药品地道形色。本书既可供中医药教学、科研人员参考，也可供中医爱好者参阅。

图书在版编目（CIP）数据

本草凡例 / （清）罗国纲著；李成文，蔡华珠，马
凤丽校注 . -- 北京：中国医药科技出版社，2025.8.
（本草经典古籍校注丛书）/ 李成文总主编）. -- ISBN 978
-7-5214-4948-8

Ⅰ. R281.3

中国国家版本馆CIP数据核字第2024CN7469号

美术编辑　陈君杞
版式设计　南博文化

出版　**中国健康传媒集团**｜中国医药科技出版社
地址　北京市海淀区文慧园北路甲22号
邮编　100082
电话　发行：010-62227427　邮购：010-62236938
网址　www.cmstp.com
规格　880×1230mm $^1/_{32}$
印张　7 $^1/_4$
字数　216千字
版次　2025年8月第1版
印次　2025年8月第1次印刷
印刷　大厂回族自治县彩虹印刷有限公司
经销　全国各地新华书店
书号　ISBN 978-7-5214-4948-8
定价　**29.00元**

获取新书信息、投稿、为图书纠错，请扫码联系我们。

本草经典古籍校注丛书
（第一辑）

编 委 会

前言

　　本草始自神农，专著400余部，各书所录，皆有侧重，载药3000多种，涵盖2000多年研究成果，包括药物形态、产地气候、种植栽培、采收加工、炮制保藏、伪劣鉴别、寒热温凉、酸苦甘辛咸淡、气味厚薄、升降浮沉、归经引经、功效主治、配伍应用、毒性禁忌、处方用量、煎煮方法、冲服外敷、丸散膏丹、用药验案等，至今未能全部整理出版，难得一窥芳容。即使是已经影印出版的繁体竖排版本，也因没有校注而阅读不便，故不被世人所关注。

　　不读本草，焉知药性？昆虫草木，生之有地，根叶花实，采之有时，新陈不同，精粗不等，区分名实，炮制加工。金石类多主镇逆破坚；草本类多主散结利气，大约苗及茎升，根降，叶散，子攻，花润；虫兽类多主助运泄闭。形质虽一，气味不同，气味相类，形质则迥。气无形而升为阳，味有质而降属阴；气味皆有厚薄，气厚者为纯阳，薄为阳中之阴；味厚者为纯阴，薄为阴中之阳。气薄则发泄，气厚则发热；味厚则泄，味薄则通；气薄宜升，味厚宜降，轻虚者浮而升，重实者沉而降。味薄者升而生春象，气薄者降而收秋象，气厚者浮而长夏象，味厚者浮而藏冬象，味平者化而成土象。气厚味薄者浮而升，味厚气薄者沉而降，气味俱厚者能浮能沉，气味俱薄者可升可降。降中有升，浮中有沉，升降一体，浮沉兼收。五味之用，味酸者能涩、能收，味苦者能泻、能燥、能坚，味甘者能补、能和、能缓，味辛者能散、能润、能横行，味咸者能下、能软坚，味淡者能利窍、能渗泄。辛甘发散为阳，酸苦涌泄为阴，咸味涌泄为阴，淡味渗泄为阳，轻清升浮为阳，重浊沉降为阴。药物归经引经，或入太阳，或入少阳，或入阳明，或行太阴，或走厥阴，或走少阴之经。凡色青、味酸、气躁，性属木者，皆入足厥阴肝、足少阳胆经；色赤、味苦、气焦，性属火者，皆入手少阴心、手太阳小肠经；色黄、味甘、气香，性属土者，皆入足太阴脾、足阳明胃经；色白、味辛、气腥，性属金者，皆入手太阴肺、手阳明大肠经；色黑、味咸、气腐，性属水者，皆入足少阴肾、足太阳膀胱经。寒热温凉，虚实补泻，或阴或阳，或气或血，或攻或补，或表或里，或开或阖，或通或涩，或燥或润，或芳香辟秽，防疫散邪，悦脾开胃，化湿祛浊，行气活血，消肿散结，通经止痛，开窍醒神。总之，多读本草，辨识药性，纠偏避害，才能将兵。否则，虚实莫辨，攻补妄施；温凉杂撮，寒热倒置，方不成方，何能制敌，动辄得咎，草菅人命。

　　本草多以繁体竖排手稿、抄本流传，近有刻本，遗漏错讹，在所难免，很多本草专著不被人知，历代医家耗尽毕生心血研究本草的新发现、新认知、新成果，或总结的独特用药心得与经验，无法得到传承，后人未见前书，却又进行着重复研究，浪费大量的宝贵资源，严重地影响了中药学的发展与学术进步，并波及中医学的发展与进步，更给大众健康带来了不利影响。

　　本草古籍众多，文辞深奥，涉及知识面较宽，过往校注之书，仅重医理，文字误读、注释错误、用典不释、当释未释、遇难不释现象屡见。为此，我们专门成立《本草经典古籍校注丛书》编写团队，对其进行系统整理校注。组织专家学者认真梳理，遵从中医古籍整理规范，参考诸家注释，筛选其影响阅读，难以理解的字、词、人名、地名、官职、书名、风俗、方物、典故、病证、本草异名等，逐一考订，遇疑即解，拨冗歧义，附以书证，注重源流，言简意赅，深入浅出，通俗易懂，清晰准确，突出实用。避免应解不解、蜻蜓点水、望文生义、字面顺释、曲解附会、失注误注，为中药研究、应用提供基础支持。

　　本套丛书的出版得到了中国医药科技出版社的大力支持，在此表示衷心的感谢。

中国中医药研究促进会各家学说与临床研究分会会长

河南中医药大学教授　主任医师　博士研究生导师

李成文

2025 年 6 月

校注说明

罗国纲（约1715-？），字振召，号整斋，湖南湘乡人。少治举子业，并好读医书，辨证精细，治验颇丰，将平生所得纂为《罗氏会约医镜》。曾因四弟国俊捷南宫，获敕封三代，罗氏得晋获为承德郎。

《罗氏会约医镜》成书于1789年，全书共20卷，其中卷十六至卷十八为《本草凡例》，收载药物479种，涵盖草部、竹木部、谷部、果部、菜部、金石水土部、禽兽部、鳞介鱼虫部、人部，共九部。先述本草气味形色归经、炮制用法，继而功效主治，字笺句释，明体辨用。终以按语评价见长，强调用药禁忌。

本次校注以清乾隆五十四年大成堂刻本为底本，参考人民卫生出版社1965年版、中国中医药出版社2015年版《罗氏会约医镜》及湖南科学技术出版社《湖湘名医典籍精华·综合卷》2000年版进行校注。

校注原则如下：

◆校勘方法以对校、他校为主，本校辅之，底本疑有讹误，而对校、他校又无旁证可采者，酌情用理校或存疑待考。

◆凡繁体字、异体字、俗写字、古今字，或有案可稽的古讹字，一律径改为规范简体字。

◆凡因形体相似，或增笔、或缺笔、或连笔等而误写误刻的文字，如"正"与"止""若"与"苦""今"与"令""灸"与"炙""且"与"旦""千"与"干""日、月、曰""太、大、犬""己、已、巳""人、八、入""戊、戍、戌""未、末""胎、苔""藏、脏""府、腑"之类，若属明显讹误而无疑义者，径改不出注。若遇难裁断是非或疑似之间者，不改原文，出注说明。

◆凡疑难字、生僻字、通假字、容易误解的异读字；词义费解，或有歧义、僻义者；古代常用固定词汇或成语，而不符合今人习惯用语者；不常见、不常用的联绵词，或有歧义的虚词；本草别名、病证名、地名、官职、医家、书名等出注解释。同一内容多次出现且需出注时，一般只在首见处出注。

◆凡历朝避讳字，一律保持原貌，前人已改之字不回改，缺字不增补，但缺笔字补正。其中因改字影响文义之处和改人名处，出注说明。特殊情况根据语境和文义处理。

◆因书改横排，原书右、左等表示方位词上、下之义，或前后文关系的，径改为上、下。

◆校注侧重于解释字词、人名、地名、方物、著作等方面，力求简明扼要，不作繁琐考证。

凡例

　　古今《本草》不一，多者太繁，少者太简，求其药性与病情指示适中，而令阅者朗然无疑，未之有也。即如痰证，有燥痰、湿痰之异，而诸书第以除痰概之。热证，有内伤外感之殊，而诸书第以退热括之，此皆病证相反，未可混施。举此二端，其余可以类推。纵其中间有论及，而亦未必在在①明析也。且有一味药，言能治二三十种病者，虽古人著书，以是药有一毫之长，不忍遗漏，而岂无轻重之用？亦不明其何以能治某病之理，使用者无所适从，不唯无益，而且有害。余于是道，阅历已五十余年矣，合览群书，稍有所得，详明是药所以能治某病，以味之或酸或辛，气之或升或降，性之或补或泻之类，各言其由，庶令人明其主治之理，取用之宜，使用者无误，而病者易瘥，亦卫生之一助云耳。

　　古人著《本草》，原以济人为心，如参、芪、归、术之类，即治世之贤臣，用以辅理元气者也。如麻、桂、硝、黄之类，即乱世之良将，用以剿除寇贼者也。至于有之不以为益，用之反以为

---

① 在在：处处。

1

害者，如天灵盖、紫河车，是以人食人，大伤仁人忠厚之道者也。如水蛭、矾石用之不得其法，反致遗害于无穷也。如蛤蚧、膃肭脐①，性之不正，适以引人损精耗神者也。如此类者，难以尽举。余著是集，或删之而不录，或录之而辨其不必用，亦以应用药物，和平而神良者不少，何必舍其万全，而用此伤心害身之物耶！后之人，倘谓古人已用之于前，今人何妨用之于后，又岂知因病用药，固有不能如古人之神圣者哉！

医之为道，因病立方，固贵精明，而用药亦须详审，如地道②不真，市肆多伪，收取非时，存贮过久，头尾误用，制治无法，不能随手奏效，或归咎于药之无功，譬之兵不精练，思③以荡寇克敌，适以覆众舆尸也。治疗之家，可不留心欤！

凡药制造，贵在适中。不及，则我之所欲不遂；太过，则彼之气味反失。酒制，上升，去寒性。姜制，发散，除寒滞。入盐，走肾脏，仍仗软坚。用醋，注肝经，且资收敛。童便制，除劣性，降下。米泔制，去燥性，和中。乳制，润枯生血。蜜制，甘缓益元。陈壁土炒，借土气以补中州。麦麸皮炒，抑酷性免伤上膈。乌豆甘草汤渍，解毒致令中和。羊酥猪脂涂炙，渗骨容易脆断黄连、香附，制法不一，各注本草。去穰者免胀，去心者除烦。制治各有所宜，不可不知其法也。

每味药，先辨其气味形色，次于有毒者标之，后著所入经络，乃为发明其功用，而以主治之证具列于后，其所以主治之理，字笺句释，明体辨用，俾阅者朗然。

药品产于异域遐僻④者，必详其地道形色，如习见习知之药，

---

① 膃肭脐：中药海狗肾的别称。

② 地道：本义为地下挖成的坑道。此指高品质中药材的产地。

③ 思：本义为深想，考虑。又引申指打算，希望。

④ 遐僻：边远偏僻之地。

则不加详注。

　生药先增分量，候制造成，而后秤用之，恐生多而熟少也。若君臣轻重不合，未必有效。

　药有五味，并各有所用也。酸属木，入肝，用之能涩、能收。苦属火，入心，用之能泻、能燥、能坚。甘属土，入脾，用之能补、能和、能缓。辛属金，入肺，用之能散、能润、能横行。咸属水，入肾，用之能下、能软坚。淡者，能利窍、能渗泄。又有药之头入头、干入身、枝入肢、皮行皮，亦须知之，以便取用。

目录

本草 上

草部

人参

味甘、温、微苦，入脾、肺二经。茯苓为使，畏五灵脂，反藜芦。其色黄，大而润者佳。

补虚劳气弱，**止自汗**阳虚**喘咳**属肺虚者可用，**泻火退热**虚劳者，内虚寒而外假热，合黄芪、甘草之甘温而退大热，故亦谓之泻，**健脾保肺**，**添精神**，**除烦渴**泻火故除烦、生津故止渴，**定眩运**①元气是也，**通血脉**气行则血行，**破积**，**消痰**以气吐也，**疟痢**，**滑泻**初痢宜下，久痢宜补，治疟亦然，**血脱**凡大吐大衄，须重补气而血自止，气旺则能生血也，**胀满**正气不足，**中暑**，**中风**，**痘疮下陷**皆元气虚也。

按：人参补气而性阳，若真阴亏竭，邪火炽于表里，内外枯燥，以及肺脉洪实，血热妄行，痧疹初发，而斑点未形，伤寒始作而邪热方盛，不得误投。

[批]大补气血。

黄芪

味甘，微温，入脾、肺二经，茯苓为使，恶龟甲、皂荚，反防风，须知黄芪得防

---

① 运：本义为物体位置移动。引申指转动，使转动。又指眩晕。通"晕"。

风，其功益大，蜜炙用。

补元阳，实腠理^①，治劳伤<small>以阳气虚也</small>，长肌肉<small>气生血，故肉长</small>，无汗能发<small>表虚邪闭，生用发汗</small>，自汗能止<small>补气固表</small>，排脓内托<small>脓成则毒化</small>，气虚痘陷<small>宜黄芪、人参、甘草、糯米</small>，止血崩血淋^②<small>气固而血自止</small>，除泻痢带浊<small>气升而陷自除</small>，解渴<small>泻阴火也</small>，定喘<small>补气虚也</small>。

性味俱浮，彼气滞中满，表邪未散，怒气伤肝者，俱禁用。

［批］补气。

当归

<small>味甘、辛，微温，入心、肝、脾三经。畏生姜、菖蒲、海藻，酒洗用。</small>

头止血，身养血，尾去血，全用活血。能引诸血各归其经，血滞能通，血枯能润，血乱能扶，去瘀生新<small>其气辛温，能行气分，使气调而血和也</small>。治虚劳、寒热、头痛、腰痛<small>血不足也</small>。舒筋活瘫<small>血足养肝</small>，润肠<small>性滑</small>，止痢<small>活血</small>，心腹诸痛<small>散寒和血</small>，风痉无汗<small>辛散风，温和血，产后痉者，以血脱无以养筋也</small>，排脓止痛<small>血和则痛止</small>。凡妇人崩漏，调经，胎前产后，俱宜用之，诚血中之圣药也。

按：当归辛温，血虚有寒者，宜多用；血虚有热者，宜少用。凡阴虚火动，大便不固者忌之。入吐血、衄血剂中，须用醋炒，以其辛能动血也。

［批］补血。

甘草

<small>味甘，气平，入脾经。白术为使，反甘遂、海藻、大戟、芫花，恶远志，忌猪</small>

---

① 腠理：泛指皮肤、肌肉、脏腑之纹理及皮肤、肌肉间隙交接处的结缔组织，是渗泄体液、流通气血的门户，有抗御外邪内侵的功能。
② 血淋：中医病证名，五种淋证之一。见于《三因极一病证方论》。

肉，犯者阳痿。生用凉，炙用温。

补脾胃，泻心火火急甚者，以此缓之，益三焦，散表寒，解诸毒解毒药须冷饮，热则不效，和百药姜附加之，恐其僭上，硝黄加之，恐其大下，止泻痢补土，生肌止痛土主肌肉，甘能缓痛，除咳嗽、咽痛、肺痿益阴退热。

梢，止茎中作痛。

节，消肿毒诸疮。助参芪，补气虚；助熟地，疗阴亏。随气药补气，随血药补血，无往不利，故称国老。须宜重用，而今人只用二三分，何也？但其性和缓，若病势急，欲见速效，可不必用。

按：草味凡中满者，呕逆者，俱忌用。

［批］补脾解毒。

白术

味甘、苦、温，入脾、胃二经，糯米泔浸一日，饭上蒸熟，切片土炒，蜜水拌匀，防其燥也。荷叶包蒸，借其阳也。

补脾甘也，燥湿苦也，和中温也。消痰水、肿胀、黄疸、湿痹、泄泻土能胜湿。进饮食脾健，祛劳倦脾主四肢，虚则倦怠，已呕吐缓胃，止汗湿从汗出，湿去汗止，且性涩也，安胎胎气系于脾，脾健则蒂固不脱，且能化湿热也，消痞脾运则积化。

按：白术燥湿，脾虚而寒湿者可用，湿而兼热者勿用。古方君枳实以消痞，佐黄芩以安胎。枳实破气，黄芩寒胃，亦宜辨其可否，不得概用。至于痈疽得之，必多生脓。奔豚[①]遇之，恐反增气。其阴虚燥渴，便闭气滞，肝肾有动气者，俱当禁用。

---

① 奔豚：中医病证名。亦作贲豚、贲肫，又称奔豚气。其症从少腹上冲心下或咽喉，如豚之奔走。

［批］补脾燥湿。

苍术

味苦，辛，温，入脾、胃二经，畏恶同白术。生茅山，坚白有朱砂点者良，糯米泔浸，同芝麻炒，以制其燥。

燥湿消痰_{苦也}，发汗解郁_{辛也}，调胃进食。止呕吐、泻痢_{湿去}，则脾健，除水肿_{土能胜湿}，散风寒湿痹，为治痿要药_{合黄柏、川牛膝逐下焦湿热痿躄}。辟一切山岚瘴疫^①、邪恶鬼气^②_{得天地之正气也}。

按：苍术燥烈，凡阴虚燥热，大便闭结，表疏自汗者，俱忌用。

［批］燥湿。

丹参

味甘性涩，微热，心脾肝肾四经血分之药，畏咸水，反藜芦，忌醋。

养阴活血，去瘀生新_{瘀去则新生}。安生胎_{养血}，下死胎_{去瘀}。血崩赤带可止，经脉不匀能调。治冷热虚劳、骨节疼痛、手足不随_{皆血不足}，化癥瘕_{癥者有块可征，瘕者聚散无常，皆血病也}，除烦躁_{血虚发热，甚则烦躁，妇人产后更多}。古云丹参一味当四物，又云丹参养神定志，通利血脉，实有神验，为女科之要药也。但能补血，又长于行血，妊娠无故勿服。

［批］养血补心。

---

① 山岚瘴疫：山岚，山中的雾气。瘴气，是热带原始森林里动植物腐烂后生成的毒气。明·虞抟《医学正传》："岭南闽广等处处曰瘴气，盖指山岚雾露烟瘴湿热恶气而名之也。"通常指恶性疟疾。

② 鬼气：指导致某些不明原因疾病的病邪。

沙参

味甘苦，性微寒，入肺经，恶防己，反藜芦。

补肺气，清肺热，凉肝养血，兼益脾肾脾为肺母，肾为肺子，久嗽肺痿金被火克，散皮肤风热瘙痒、头面肿痛，止惊除烦清肺热也。

按：沙参虽能补五脏之阴，然气轻力薄，不堪重任，非人参比也。若脏腑无实热，及寒客肺中作嗽者，勿服。

［批］补肺清热。

元参

味苦甘，微咸，气寒，入肾经，尤走肺脏。恶黄芪、干姜、大枣、山茱萸，反藜芦。泔浸蒸过晒干，黑润者佳。

苦能清火，甘能滋阴，咸能补肾。益精明目，退骨蒸，除痰嗽壮水之效，清手心足心之热此属无根浮游之火，唯元参清除甚捷，解烦渴，利咽喉肿痛，治阳毒发斑皆肺受火伤，补水可以制之，化瘰疬寒散火，咸软坚，妇人产后余疾①亦属阴虚。

按：性寒滑，脾虚呕逆、泄泻者，禁之。

［批］滋阴清火。

苦参

味苦，性寒，入肾经。元参为使，恶贝母、菟丝、漏芦，反藜芦。泔浸蒸过晒干用。

---

① 产后余疾：即产后病的概称。

除热_{寒也}，燥湿_{苦也}，生津止渴，安五脏_{湿热去则血气和平，津液生}_{而五脏安}。治温病、血痢、肠风①、溺赤_{皆凉血之效}、黄疸，明目止泪，杀虫，解疮毒_{湿热之愆}。

按：苦参大苦大寒，损胃寒精，非大热者勿用。

［批］燥湿清热。

川芎

味辛、微甘，气温，入肝经。白芷为使，畏黄连、硝石、滑石，恶黄芪、山茱萸，反藜芦。蜀产为川芎，里白者胜；秦产为西芎；江南产小者，名抚芎。

其性善走，为血中气药。润肝燥，补肝虚_{肝以泻为补，所谓辛以散}_{之，辛以润之}。治风湿头痛，血虚头痛，破瘀蓄，通血脉，祛胁痛，调经候_{用辛散也}，目泪多涕_{肝热}，理崩带眩运_{以气升也}。疗痈疽疮疡_痈_{生六腑，疽生五脏，皆阴阳相滞而成，芎归能活血行气而通阴阳}。抚芎止利开郁，亦上升辛散之功也。

按：川芎补不足而散有余，以辛多而甘少也，若单服久服，令人走散真气，能致暴亡。至于阴虚火炎及三阳火壅于上而头痛者，得升反甚。若不明升降，而但知川芎治头痛，谬亦甚矣。

［批］行气。

白芍药

味苦、甘、酸，微寒，入脾、肝、肺三经。恶石斛、芒硝，畏鳖甲、小蓟，反藜芦。生用寒，煨熟酒炒，以制寒性。治血脱者，醋炒。

---

① 肠风：中医病证名。指以便血为主症的疾病。《太平圣惠方》："大肠中久积风冷，中焦有虚热……风冷热毒，搏于大肠，大肠既虚，时时下血，故名肠风也。"

泻肝火味酸敛肝。肝以敛为泻，以散为补，**安脾肺，固腠理，止虚汗**木得敛而不刮土，则脾安；土旺能生金，则肺安。肺主皮毛，肺安腠理固而汗自止。**治热泻，痈肿，目疼，胁痛，鼻衄，除烦，安胎，血虚发热**性沉阴，能入血分，补虚凉血，**除痢疾后重**属胃中湿热，若冷痢忌用，**止血虚腹痛**能治血虚，又能行气安脾，**消中满喘咳**肺安，凡一切肝血不足之证。

按：白芍乃补药之稍寒者，古人戒产后勿用，似乎太执。若产后血虚而热，阴气散失者，正当用之。赤芍尤泻肝火，治肠风、疮疖、目赤，通经破血能散泻也。产后忌之。

［批］敛气凉血。

生地黄

味甘、苦，大寒，入心、肝、脾、肾四经。恶贝母，忌铜铁、葱、蒜、萝卜、诸血。

滋阴退阳，凉血生血。治血虚发热阴虚生热，滋阴退火，通二便泻大肠小肠大火，平诸血逆、吐衄、崩中①、伤寒阳狂、痘证大热热甚者，用生地捣汁服，去烦躁骨蒸、劳伤咳嗽，妇人血热经枯，三消热渴凉血之功。

按：性寒凉，或酒浸一夜用。若胃虚食少，脾虚泄泻者禁用。

［批］凉血。

熟地黄

性味、畏、忌同生地黄。熟则甘温。怀庆所产大本枝，其色黄而不黑，中系菊花心，外有小直纹而无横痕。每两用缩砂仁炒研四分，同好米酒拌匀，入砂锅内盖好莫出气，蒸半日，却不用煮，取出晒干，如前加酒蒸晒九次为度，令中心透熟纯黑乃佳。

---

① 崩中：中医病证名，即崩漏。指非月经期突然大量出血如崩不止。

滋肾水，填骨髓，益真阴，利血脉，为补血补精之仙品。治阴虚发热，头疼口干，舌焦喉燥，咳痰气喘，劳伤风痹。或虚火炎于上焦而吐衄，肾水泛于皮肤而浮肿；或阳浮烦躁，阴脱仆地。入散剂能发汗，以汗化为血，无阴则汗无以作也。入温剂能回阳，以阳生于下，无阴则阳无以生也。经曰：精化为气。得非阴生于阳乎？至于聪耳明目，胎前产后，皆深赖焉_{补血}。黑发乌须，所必需也_{补髓}。

按：性微滞，若痰多气郁，胸膈窒凝，当斟酌用之。

［批］补真阴。

五味子

皮甘，肉酸，核中苦辛，有咸味，故名五味。苁蓉为使，恶葳蕤。嗽药中生用，补药微炒，或蜜浸蒸用，俱宜捶碎。辽东①肥润色红者佳。

收肺气，生肾水_{肺以酸收，金旺则水生}，**涩精**，**收汗**，**固肠**_{酸也。肺与大肠相表里，肺敛则肠固}，**除热**_{水足}，**解渴**_{肺敛生津}，**益气**_{肺主气，敛故能益}，**收瞳子散大**_{肺以酸收，金旺则水生}，**虚劳咳嗽**_{肺气咳嗽宜人参、五味}，**补元阳**，**助命门**_{温辛}，**壮筋骨**_{肾足}。

按：五味子性主收敛，若感寒初嗽，肝旺吞酸，肺脉滑实者，禁之。

［批］敛肺保肾。

天门冬

味甘、苦，大寒，入肺、肾二经。地黄、贝母为使，忌鲤鱼。取明亮肥大者，去心、皮，酒蒸用。

---

① 辽东：古代地名。泛指今辽宁辽河以东地区。

清金滋水_{肺为肾母，热退则水生}，治肺肾虚热，定喘止嗽，解渴消痰，退骨蒸劳热，吐血衄血_{以其甘寒养阴，清金降火}，肺痈肺痿_{痈为邪实，咳吐脓血，治宜泻火解毒。痿为正虚，咳嗽短气，治宜养血保肺}，疗热淋_{热结苦寒}，骨痿_{苦能坚肾，寒去肾家湿热}。

按：天门冬性寒而滑，脾寒泄泻恶食者忌用。

［批］保肺滋肾。

麦门冬

麦门冬_{味甘、微苦，微寒，入心、肺二经。地黄，车前为使，恶款冬，畏苦参、青蘘、木耳。入补药，去心，酒蒸或拌米炒}。

清心火，退肺热，止渴除烦_{火降则津生}。治血虚客热、干咳吐衄_{燥金清也}，消浮肿_{肺清则水下行，故肿消}，疗痿蹶_{肺热叶焦}、肺痈肺痿_{功同天冬}，生脉_{脉绝垂死，同人参、五味用}，明目，经枯乳闭_{益水清火}。

按：麦门冬与天门冬功用相似，寒性稍减，若脾虚泄泻恶食者，仍宜忌之。

［批］清心润肺。

款冬花

_{味甘性温，入肺经。杏仁为使，恶元参，畏辛夷、麻黄、黄芪、甘草、黄芩、贝母。须知得贝母反良。蜜水炒。}

止咳嗽，疗肺痈痿^①，解唾血_{清肺}，消痰，除烦_{泻热}，治咳逆上

---

① 痿：一般指痿证。即外感或内伤，使精血受损，肌肉筋脉失养以致肢体弛缓、软弱无力，甚至日久不用，引起肌肉萎缩或瘫痪的一种病证。痿者，萎也，枯萎之义。《素问·气交变大论》："暴挛痿痹，足不任身。"

气、喘、渴_{肺虚夹火}，为治嗽要药。寒热虚实，皆可施用_{能使肺邪从肾顺流而出也}。十一、十二月开花未大舒者良。生河北关中。世多以枇杷蕊伪之。

［批］泻热止嗽。

远志

味苦，辛，温，入心、肾二经。畏珍珠、藜芦，杀附子毒。冷甘草水浸透，去心，焙干用。

功补心肾。治惊悸健忘_{心血足也}，强志益智，聪耳明目_{肾精足也}，止梦泄，健筋骨_{肾足之效}，疗痈毒_{苦泄辛散}。

按：远志味辛，宜少用为佐，若火实上焦者避之。

［批］补心肾。

羌活

味辛苦，性温气雄，上升而散，入小肠、膀胱、肝、肾四经。

辛温能散，气雄善走。治风寒湿邪、头痛项强、遍身百节骨疼、刚痉①、柔痉、眼目赤肿、邪闭憎寒，壮热无汗。小无不入，大无不出，为拨乱反正之主药，且奏效甚捷_{以辛温而气雄也}。

按：羌活性猛，轻重量用，若血虚体弱，表松自汗者忌之。

［批］发表。

---

① 刚痉：中医病证名。症见发热无汗，恶寒，颈项强急，头摇口噤，手足挛急或抽搐，甚则角弓反张，脉弦紧等。见于《金匮要略·痉湿暍病脉证治第二》。

独活

味苦，气香，性微凉，入肾与膀胱二经。川产润而香者良。

有风不动，无风反摇。善行滞气，专理风湿、拘挛湿痹、通身湿痒肿毒风胜湿也、本经头痛同细辛用、奔豚、疝瘕^①肾积曰奔豚，风寒湿客于肾家所致。疝瘕亦然。

按：独活可理伏风，羌活可理游风，皆主风疾。若血虚头痛，及遍身肢节痛，不可误服。

〔批〕祛风湿。

防风

味甘辛，气温，入肺、小肠、膀胱三经。畏萆薢，恶干姜、芫花，色白而润者良。

治风邪头痛项强、周身尽痛。又能随诸经之药而至各经得葱白能行周身。行脾胃凡补脾胃非此引用不能行，疗风眼，止冷泪，除湿疮，为去风胜湿之要药凡风药皆能胜湿。同黄芪、白术又能实表，止自汗。

按：防风泻肺能散上焦元气，若病不因风湿而肺气虚者禁用。

〔批〕散一身风湿疼痛。

---

① 疝瘕（jiǎ假）：中医病证名，又名瘕疝。腹中气郁积结块所致。《素问·玉机真脏论》："脾传之肾，病名曰疝瘕。"《诸病源候论》："疝者痛也，瘕者假也，其病虽有结瘕而虚假可推移，故谓之疝瘕也。由寒邪与脏腑相搏所成。其病腹内急痛，腰背相引痛，亦引小腹痛。"

细辛

味大辛，气温，入心、小肠二经。恶黄芪、山茱萸，畏滑石，反藜芦。产华阴者真。

辛散诸风，治百节拘挛疼痛。祛阴分寒邪性温能发少阴之汗，少阴头痛独活为使，口疮喉痹少阴火也，以辛散浮热，口臭，牙虫煎水含漱，通鼻开关为末吹之，除头面游风，风眼目泪风也。

按：细辛燥烈，不可过用，过一钱，闷绝而死死亦无伤可验。

［批］散风邪。

白芷

味辛，气温，入肺、胃、大肠三经。当归为使，恶旋覆花。

辛散风，温除湿，芳香通窍发表，逐阳明经风寒邪热。止头痛头风，目痛齿痛、眉棱骨痛阳明之脉营于头面，除皮肤斑疹、燥痒、鼻渊、大肠风闭①、肠风、尿血皆肺经风热，味辛，故入肺，疮科止痛排脓疮溃宜少用、女人赤白带漏炒黑用。

按：白芷辛散，血热有虚火者禁之。

［批］散风走表。

麻黄

味苦、辛，温，入心、肺、膀胱、大肠四经。厚朴为使，恶辛夷、石韦。去根节

---

① 大肠风闭：中医病证名。即便秘。

12

大表，留节微表。水煮去沫。

体轻扬，味辛温，生麻黄之地，冬不积雪。善达肌表，走经络体轻，除风邪风属寒，祛寒毒辛温，治表实无汗脉浮紧者正用，憎寒壮热，头痛身疼太阳病，通九窍，开毛孔散肺邪，咳嗽风寒入肺，痰哮气喘哮喘宜泻肺气，服麻黄不出汗。即寒邪深入少阴、厥阴筋骨之间，亦能同肉桂以逐之。且兼气药以助力，可得卫中之汗；兼血药以助液，可得荣中之汗。兼温药以助阳，可逐阴凝之寒毒。兼寒药以助阴，可解炎热之疫邪。能善佐使，无往不利，实伤寒家第一要药也既受寒邪，四季皆可用，不得疑夏不用。

按：麻黄走表，虽可汗之证，不宜多服。若不当汗而汗，与可汗而过汗，或血溢，或亡阴，为害不小，可不慎哉！

［批］大表寒用。

麻黄根

味甘，平，微涩，蜜炒。

止一切汗证皆可加用。盖其性能行周身肌表，引诸药至卫分，而固腠理也。

［批］止汗。

葛根

味甘，寒，入脾、胃二经。生葛汁大寒，解温病大热、吐衄诸血。

轻扬升发，退热止渴凡热而兼渴者，此为最良，以能升胃气入肺而生津耳，开腠发汗麻黄太阳经药，兼入肺经，肺主皮毛；葛根阳明经药，兼入脾经，脾主肌肉，二药皆发散寒邪，而所入不同，阳明头痛阳明头痛，脉浮缓而洪长，可用葛根为君；若太阳初病头痛而即之，反引邪入阳明也。止肠风、血痢清胃热，发痘疹凡痘疹已见红点，勿再服升葛，恐表虚反增斑烂，**散郁火**火郁则发之义，**解酒毒**葛花更良，**为治脾胃虚泄之圣药**清气在下故泄，葛根能升阳明清气。

按：葛根性凉，胃寒者禁用。

［批］清胃热。

升麻

味微苦，气浮，入脾、胃、肺与大肠四经。忌火，蜜炒。

善散阳明风寒、肌表邪热同葱白，散阳明风邪，同葛根，发阳明之汗。**能引甘温之药，上行补气而实表**同参芪用。**治阳明头痛、齿疼、喉痹**同石膏用、**下痢后重、大小便闭**气滞于中，必上行而后下降。**凡久泄、脱肛、梦遗**①**、崩中**②**、带下、痈疽、痘疹、阳虚下陷之类**，用佐补剂，皆所宜也。

按：升麻性阳气升，凡诸火上炎，吐衄咳嗽，阴虚气逆者，并不可投。

［批］升阳明清气。

柴胡

味苦、微辛，微寒，入肝、胆、三焦、心包四经。前胡、半夏为使，恶皂荚，反藜芦。生用走表，酒炒能佐补剂。

能引肝经清气上升。**治伤寒病传胆经，寒热往来**若病犹在太阳，即用柴胡则引贼入门；如病已入阴经，复服柴胡，是重虚其表，**胸痞胁痛**属肝木有余。宜小柴胡汤加川芎、青皮、白芍，**口苦耳聋**肝胆之邪，**呕吐心烦**邪在半表

---

① 梦遗：中医病证名。即遗精。

② 崩中：中医病证名。即崩漏别称。指非月经期突然大量出血。

半里，**诸疟寒热**邪伏半表半里，适在少阳所主之界，**头眩目赤**肝胆之火。

按：柴胡味薄气升，善泄善散，凡阴虚劳热，及初感风寒，皆禁用。外有银州①生者，根长尺余，色微白而软，另是一种，可佐补药，能退劳热疳热。北产者如前胡而软，可用。南产者强硬，不可用。

［批］散肝胆邪热。

前胡

味苦、辛、微甘，气寒，入肺、脾、胃、大肠四经。半夏为使，恶皂荚，畏藜芦。皮白内黑，味甘气香者良。忌火。

性阴而降气，气降则火降，而肝胆风热之痰自消气有余便是火，火则生痰。解肺经风寒辛也，理胸腹痞满甘也，泄肺经之热苦也，散太阳之邪寒也。除哮喘、咳嗽肺邪，呕逆。安胎，霍乱安脾，疗风热头痛、小儿疳热。

按：前胡治火热风痰，凡阴虚火动，及不因外感而有痰者禁之。

［批］散外感风痰。

紫苏

味苦，气温，入肺经。宜橘皮，忌鲤鱼。色紫气香者良。

味辛入气分，色紫入血分。祛风去寒，解肌发汗辛也，开胃益脾，下食消胀气香而温。梗能顺气安胎，子能消痰定喘紫苏同陈皮、砂仁，行气安胎；同藿香、乌药，温中止痛；同香附、麻黄，发汗解肌；同川芎、当归，

---

① 银州：古代地名。南北朝北周保定三年（563）设置，治今陕西省横山县东。辖境约当今陕西榆林市大部及米脂、佳县。

和血散血；同桔梗、枳壳，利膈宽肠；同莱菔子、杏仁，消痰定喘；同木瓜、厚朴，散湿解暑，治霍乱脚气。

按：气虚表虚者忌用叶，肠滑气弱者忌用子。多服泻人元气，慎之。

[批] 温中散寒。

桔梗

味苦、辛，微凉入肺经，兼入心、胃二经。畏白及、胆草。

开提气血，表散寒邪，能退肺热，清利头目引药上行。治痰壅喘促，鼻塞肺气滞也，喉痹，咽痛心火，口疮，齿痛胃火，肺痈，干咳肺火，胸痛火郁上焦，下痢，腹痛肠鸣，腹满肺火郁于大肠，排脓行血气畅，下气消痰肺气清，浊气自下行耳。

按：桔梗为舟楫之剂，引诸药上于至高之分以成功，若攻补下焦药中，不可入也。

[批] 清肺散寒。

大黄

味苦，大寒，入脾、胃、大肠、肝四经。黄芩为使，无所畏忌。欲速下者生用，汤泡即服；欲缓效者，与药同煎。

其性专入血分，走而不守，能除肠胃燥结、宿食、瘀血。治伤寒温疫大热、阳狂、发黄、谵语大肠有燥粪，故谵语，下之则止，下痢赤白，里急后重，癥瘕积血，积聚或痰食瘀血不等。消痈肿，化痞满，通二便。损伤积血及一切实热伏火，无不荡净峻下之功。佐甘草、桔梗，其行则缓；助芒硝、厚朴，其下更速。上焦实病酒炒、酒煨。若腹内热积便燥，酒润，九蒸九晒。丸服，最效而不伤胃。

按：大黄苦寒，病在气分，胃虚血虚，六脉不实者禁用。

［批］下实热。

黄芩

味苦，性寒，入肺、大肠二经。山茱萸、龙骨为使，畏丹皮。中虚者名枯芩，泻肺火；内实者名条芩，泻大肠火。欲上行，用酒炒；欲泻肝胆火，用猪胆汁炒。

苦入心，寒胜热。枯者清中上二焦之火，消痰痰因火动，当先降火，止嗽定喘肺火，退寒热往来邪在肝经，除头痛属风热湿热、喉腥五臭，肺为腥、目赤、咽肿、肺痈、斑疹、疮疡退肺火。实者解下焦之热，除澼痢便血曰澼痢，热者可用、五淋①涩痛热蓄膀胱、大肠闭结肺与大肠热、便血漏血下焦热，炒黑用。胎因火盛不安，酌佐砂仁、白术。腹因火郁为痛，可加黄连、厚朴。

按：性苦寒，胃虚滑泄，虚胎不安者，均忌之。

［批］退诸热。

黄连

味大苦，性大寒，入心经。龙骨、连翘为使，恶元参、菊花，畏款冬、牛膝，忌猪肉。解巴豆、附子毒。出宣州者粗肥，出四川者瘦小。状类鹰爪连珠者良。治心火生用，虚火醋炒，肝胆火猪胆汁炒，上焦火酒炒，中焦火姜汁炒，下焦火盐水炒，或童便炒，食积火黄土炒。治湿热在气分，吴茱萸汤炒；在血分，干漆水炒。

泻心火，凉血热凡治血，防风为上部之使，黄芩为中部之使，地榆为下部之

---

① 五淋：指五种淋证。有四种说法：《外台秘要》分石淋、气淋、膏淋、劳淋、热淋。《三因极一病证方论》分冷淋、热淋、膏淋、血淋、石淋。《古今图书集成医部全录》分血淋、石淋、气淋、膏淋、劳淋。《医学纲目》分气淋、热淋、劳淋、石淋、小便不通。

使，除痞满同枳实用。治痢疾热郁可用，若本无火邪，而寒湿伤脾者忌用，热泻土炒，惊痫镇肝。消心瘀去心窍恶血、呕吐姜汁炒、烦渴同花粉用，单服治消渴、火郁腹痛同吴茱萸用、心痛伏梁心积、目痛。安蛔虫得苦而伏，止盗汗凉心，退疳热同猪肝蒸为丸、吞酸名醋心，同吴茱萸用，疗恶疮、痈肿诸疮痛痒皆属心火、吐衄、痔漏凉血解毒。

按：黄连苦寒，虚寒为病者忌之。

［批］泻心脾实火。

胡黄连

味苦，性寒，畏、恶同黄连，功用略似黄连，但此入肝、胆二经。折之尘出如烟者真。

治虚家骨蒸，五心躁热，三消①五痔②，女人胎热，小儿疳热惊痫，明目、疗痢。

按：胡黄连虽退虚热，必佐补药可用，否则虽见上症，不可施用。

［批］退热。

龙胆草

味苦、涩，大寒，入肝、胆二经，恶地黄。酒浸炒。

禀纯阴之气，能涤肝胆实热，兼入膀胱、肾经，除下焦湿热。退骨蒸肾主骨，治惊痫肝经风热，去目赤泻肝胆火，可佐柴胡。但目疾初起，

---

① 三消：中医病证名。即消渴病别称，分为上消、中消、下消三类。表现多饮、多食、多尿、身体消瘦，或尿浊、尿有甜味。见于《素问·奇病论》。

② 五痔：中医病证名，或称五般痔疾。指牡痔、牝痔、脉痔、肠痔、血痔。

宜发散，忌用寒凉，杀肠内诸虫苦也，除小儿疳热凉也、咽痛、痈肿、一切肝肾有余之火。

按：胆草性寒，非气壮实热者禁用。

［批］泻肝胆火。

香附

味苦、辛、微甘，入肺、肝二经。生用走表，酒炒行经络，童便炒入血分补虚，且能下行，盐水炒入血分润燥，醋炒消积聚，姜汁炒化痰饮。

能行诸经气分，开郁同川芎、苍术，解表同紫苏、葱白，散滞同木香，理气同檀香，清热同栀子、黄连，消胀同厚朴、半夏，消积同三棱、莪术。治血气，暖子宫同艾叶，止诸气痛行气，散痈疽一味末服，止失血炒黑用，调月经气顺则血调。

按：香附辛燥，唯气实血足者宜之，若泥于女科仙药之语而概用之，误矣！

［批］理气。

砂仁

味辛，性温，入肺、脾、胃、大小肠、肾六经。炒用。

开脾胃芳香而性温，润肾燥辛也。若肾虚，气不归元，宜用此向导，和中气辛温。治腹痛、噎膈、呕吐、霍乱，祛痰，逐冷，消食消胀悉属胃寒，赤白泻痢湿热滞于大肠，砂仁赤能入之，安胎止痛因其气滞，气顺则胎安，气行则痛止，但须连壳炒研。不可过用，多服耗气，必致难产，散咽喉口齿浮热，醒酒，凡一切虚寒凝结气滞之证所必须也。

按：砂仁性燥，若肺热咳嗽，气虚肿满，火热腹痛，血热胎动，皆所禁用。

［批］暖胃和脾。

附子

辛甘有毒，畏人参、黄芪、甘草、绿豆。制法：刮净黑皮及肚脐，切作四片，童便浸三日，洗净，米泔浸二日，俱每日更换，后用甘草煎汁待冷，浸一日，滤干铺于碗内，蒸熟，不得过熟，薄咀片，微火焙干，忌日晒。若中寒阴甚，宜湿纸包煨，开拆即用。

气味大热纯阳，其性走而不守，通行诸经。能助补气补血药一时成功；引发散药，以逐在表之风寒同干姜、桂枝用；温暖药，以祛在里之寒湿同白术、干姜用。治伤寒传变三阴，及阴证似阳此论已详伤寒阴证门。凡中寒、中风、气厥、痰厥虚寒厥逆、咳逆风寒、呕哕胃寒、噎膈胃冷、脾泄命火不足、冷痢、霍乱转筋寒客中焦，为霍乱属热者忌用、拘挛、癥瘕、积聚、小儿慢惊、痘疮灰白、痈疽不敛、寒疝①、胀满、蛔虫、麻木、格阳喉痹、阳虚二便不通。暖腰膝，坚筋骨，一切沉寒冷痼之病，无论在表在里，但脉细无神者，所宜急用。

按：附子退阴益阳，祛寒湿之要药也，若误用于阴虚内热，及妇人有孕者下胎甚速，祸不旋踵。

乌头 即附子之母也，性轻疏，温脾以去风。寒证用附子，风证用乌头，均补下焦，治各稍异。

天雄 细而长也，治主寒湿冷痹，历节拘挛，开关利窍。辛热善窜，与乌头同功。

乌附尖 以浆水磨服，大吐风痰，治癫痫有效。

---

① 寒疝：中医病证名。疝气的一种。症见阴囊肿硬而冷，睾丸痛，喜暖畏寒或形寒足冷等。或指腹中拘挛，绕脐疼痛，恶寒肢冷而汗出。多为寒邪凝滞腹内所致。

侧子 旁生而不圆者，治手足风湿诸痹。善于发散。

[批] 能救阴寒。

半夏

味辛，温，有毒，入心、脾、胃三经。水浸七日，逐日换水，沥去涎，切片，姜汁拌，得姜而功愈彰。反乌头。

其质润滑大便燥者宜用，其性燥湿痰涎不生，和胃，健脾去湿，止呕脾健。治咳逆除痰、头眩痰升则眩。发表开郁味辛，痰厥头痛、眉棱骨痛风热与痰，痰疟、不眠胃不和也。半夏能和胃气而通阴阳、咽痛喉痹辛以散之、反胃吐食痰膈，散痞除瘿多属痰者，老人虚秘滑润，利二便辛走气兼滑润。

按：半夏主治，多宜脾湿之证，俗以为燥，不知湿去则土燥，痰涎不生，非其性燥也。若血家、渴家、汗家及阴虚咳痰、孕妇，悉忌之若孕妇胃不和，呕吐不止者，加姜汁微炒，用之无妨。

[批] 燥湿痰。

南星

味苦、辛，温，有毒，入肝、脾、肺三经。冬月研末，入牛胆中，悬风处数次，佳。

平肝疗风木动风摇，身强口噤、麻痹、惊痫、头眩皆风痰也，破坚消痈，利膈散血辛散，小儿急惊须用胆制。

按：南星专主风痰，半夏专主湿痰，其用不同。若阴虚燥痰及孕妇，皆忌之制用白矾汤，或入皂角汁，浸三日，每日换水，干用。

[批] 消风痰。

贝母

味辛、苦，微寒，入心、肺二经。去心，糯米拌炒。

泻心火苦也，散肺郁。治虚劳痰咳心火降则肺宁、肺痿、肺痈、吐血、咯血、喉痹、消渴皆君相之火、瘿瘤、乳闭、产难、乳痈散结除热，敷恶疮人面疮能饮食，治之即愈，敛疮口火降邪散。

按：贝母润，治肺经燥痰；半夏燥，治脾经湿痰，误用有害。若胃寒脾虚，恶心泄泻，及肾虚水泛为痰者，均忌之。大粒者名土贝母，其解毒化痰、散郁除热之功居多。小者名川贝母，而润肺化痰之力则优耳。二者俱反乌头。

［批］清心润肺。

天麻

味辛，入肝经。酒浸，煨熟，焙干用。但性缓力轻，用须加倍。

入肝经气分。治眩运、头旋、麻痹、语謇、小儿惊痫诸风掉眩皆属于肝，用此和肝，诸疾自瘳、利腰膝，强筋骨此皆属肝，宜此补之。

按：天麻是治风神药，但能燥血，须兼养血药用之。

［批］疗肝经风证。

香薷

味辛，气温，入肺、胃二经。

治夏热乘凉饮冷，阳气为阴寒所遏，以至头痛发热、烦躁口渴、吐泻霍乱六脉浮紧，用此以发越阳气，如冬月之用麻黄也。若中热者忌之。详暑证门皆治之。清小便治暑者，必利湿，消湿肿小便清则肿消，治口臭煎汤含漱。

按：香薷乃夏热受寒解表之剂，若劳役受热，大渴大寒，而元气伤者，宜用清暑益气汤之类，误用香薷，是重虚其表，而济之热，其危也必矣_{味辛温，宜凉服}。

［批］治夏时感寒。

荆芥

味辛、苦而温，入肝经气分，兼入血分。

发汗散风，逐瘀血，破结气_{辛也}，清头目，利咽喉，解肌清热_{性浮味苦}，助脾消食_{气香而温，故入脾经}。治产后中风、强直昏迷_{研末酒服}，并吐血、衄血、肠风、崩中、血痢_{用穗炒黑}，散瘰疬、疮肿_{破结清热}、痘后痈肿余热，疗痘痒湿痹_{辛散而苦}，为疮病、风病、血病圣药。但风在皮里膜外者宜之，非若防风之入人骨肉也。

［批］散风热。

藁本

味辛，气雄而温，入足太阳经。

治本经头痛连脑者宜_{藁本、防风、酒炒升麻}，脊强而厥_{属太阳经督脉}，妇人阴肿作痛_{皆太阳经阴寒}，胃经风湿泄泻_{辛温能除风湿}，解酒渣粉刺_{和白芷作面脂}。

按：藁本气雄味辛，若内热头痛，及春夏温暑之病，不宜进也。

［批］除风寒头痛。

怀牛膝

味苦、酸，平，入肾、肝二经。酒蒸用能补，生用散血。

强筋骨，利腰膝，解拘挛_{肝为血海而主筋，肾主骨，肝肾得补，诸疾咸安}，理下焦骨痛足痿_{血行痛止}、阴痿^①_{筋衰}、失溺_{肾虚}。生用破癥结血行则结散，治淋痛尿血_{化膀胱蓄热}、经闭难产_{下行之效，误用坠胎}，出竹木刺_{捣烂敷之，纵口合自出}，疗喉痹齿痛_{引火下行}。同麝捣纳阴中，下胎甚速。

按：牛膝性下行，上焦药中勿入。且性滑，若梦遗失精，气虚下陷血崩，因而腿膝肿痛者禁用。

川牛膝 去脚膝风湿，非补剂可用。

［批］下行肝肾。

车前子

味甘，寒，入肝、小肠二经。酒拌蒸，曝用。

利小便，除淋沥涩痛_{渗膀胱湿热也}，散目赤障翳_{能除肝热}，止暑湿泄痢_{湿去泻止}。强阴益精，有子，明目_{肾有二窍，车前子能利膀胱湿热之水窍，而不入命门真阳之精窍。精足则目明}。人久服补肾固精药，服此交合即有子。但性滑下行_{误用下胎}，若阳气下陷，肾气虚脱者勿用。根叶甘寒，凉血除热，治鼻衄、尿血、热痢、下血，通淋_{捣汁饮之，兼除小虫}。

［批］利水。

泽泻

味甘、咸，入肾、膀胱二经。利水宜生用，入滋阴药，盐水炒用。建产者佳。

---

① 阴痿：中医病证名。又称阳痿。指阴茎不举或举而不坚。出《素问·阴阳应象大论》："年六十，阴痿，气大衰。"

去肾经伏火，泻膀胱湿热。止消渴_{渴因小水短黄，湿热去则清长而渴止}、泻痢、肿胀、尿血、淋痛_{湿热之害}，行痰饮，除呕吐_{湿也}，收阴汗_{肾湿}。

按：泽泻性降善泻，多服昏目_{泻肾}。若肾虚精滑，目不明及无湿者禁用。至于地黄丸中用之，以泻肾中湿热，则补药得力，庶无偏胜之害，但分量宜轻，不得如古方之用二三两也。

［批］泻相火湿热。

木通

味辛、甘而淡，入心包、心、肺、大小肠、膀胱五经。怀产者佳，体轻而松，两头皆通。

降心火，清肺热_{肺金为水源，火降肺清，则津液化而水道通矣}，通大小肠_{凡利小便者必燥大便，木通能导诸湿热从小便出，故兼通大便}。治胸中烦热大渴_{中焦火}、淋沥不通_{下焦火也}，心与小肠相表里，心移热于小肠，并膀胱湿热则淋秘、口燥舌干_{舌为心苗}、喉痹咽痛_{上焦火}、遍身拘痛_{身热足冷，伏热伤血，血属心，木通以通心窍，则经络流行}、除水肿_{利小便}、耳聋_{肾火泻则窍通}、失音_{清金}、催生、行经、下乳_{下行之效}。若君火为邪，宜用木通；相火为邪，宜用泽泻，利水虽同，用各有别。

按：木通性寒通利，凡精滑气虚，内无湿热，汗多者及妊娠均忌。

［批］泻君火湿热。

石菖蒲

味苦、辛，气温，入心、脾二经。石上生，一寸九节者佳。米泔浸，饭上蒸用，或炒用。忌铁。

芳香利窍，辛温达脾，可聪耳明目，开心长智。治风寒湿痹，止小便温也、咳逆上气辛也，开胃宽中，疗噤口毒痢同参苓白术散研末，米饮下，胸次一开，自然思食，然后治痢，**避邪逐鬼**端午挂门，叶似剑，根芳香，疗恶疮，散痈肿宜捣汁多服，**开耳聋**作末炒热，绢包塞耳，**发声音**通窍，去头风，止小便辛也，安胎，并止产后下血。

按：菖蒲香燥，阴血不足者忌之。

［批］开胃利窍。

山药

又名薯蓣，味甘、微咸，性涩，入肺、肾、脾三经。生用滋阴，炒黄补脾。

治诸虚百损，五劳七伤。清虚热补阴，固肠胃味甘，止泻痢、遗精性涩、带浊同骨脂用。补中益气色白入肺，补肾健骨味咸入肾，同菟丝用。

按：山药和平，无往不宜，但性缓，非多用无益，且难图近功。忌与面同食。

［批］滋补脾胃。

延胡索

味辛，气温，入肺、脾、肝、心包四经。酒炒行血，醋炒止血，生用破血，炒用调血。欲上行酒炒，下行盐水炒。

能行气中血滞，血中气滞。调月水①，气血凝滞而痛气血不和，因不以时至。治产后血逆上冲用酒煮或用酒磨，通经疗疝，化癖舒筋，心腹小腹诸痛，除折伤积血皆活血化气之效。

按：延胡索走而不守。唯有瘀滞者宜之，若血亏气虚、妊妇者，均忌之。

［批］活血化滞。

---

① 月水：月经之别称。

白豆蔻

味辛，气温，入脾、肺二经。去衣微炒。

行三焦，暖脾胃_{辛温}，利肺气，除呕逆。治翻胃、宿食、膨胀^①、噎膈_{胃寒气滞}，祛疟疾_{脾虚生痰}，去白睛翳膜_{白睛属肺，能散肺滞，}解酒毒，胃口冷痛_{除寒燥湿}。

按：白豆蔻辛温，火升作呕、因热腹痛、肺火痰嗽者忌之。

［批］除脾胃冷滞。

草豆蔻

味辛，性温，入肺、脾、胃三经。闽产者是，容如砂仁，辛香气和。或饭包煨，或面拌炒熟，研碎用。

破滞气，除寒气，止心腹冷痛_{温也}。治胀满、吐酸、积聚、噎膈、霍乱、泻痢_{辛热香散}。

按：草豆蔻虽能暖胃健脾，但性辛燥，不得过服。若阴虚而血不足者禁之_{杀鱼肉毒、嗽^②除口臭}。

［批］暖胃破滞。

草果

味辛，气猛，入胃经。饭包煨熟用。

辛烈气雄。治瘟疫初起_{瘟疫，毒在膜原，宜治以达原饮，同槟榔、厚朴}

---

① 膨胀：即臌胀。

② 嗽：通"漱"，指漱口。

用，可除伏邪盘踞，祛岭南^①瘴气，截疟消痰_{佐常山能截疟，或与知母同用。}草果治太阴之寒，知母治阳明之热，取其一阴一阳。

按：草果辛烈，若疟疾者，气不实，邪不盛，须当酌用。

［批］除疫截疟。

肉豆蔻

味辛，性温，入胃、大肠二经。面包煨透，去油。忌铁。

理脾暖胃_{辛温气香}，下气调中_{脾得补而善运，气自下也，非若陈皮、香附之泄耳}，逐冷祛痰。治大肠虚冷滑泄_{性温而涩，初泄者忌用}，开胃、进食，除霍乱腹胀_{夹痰夹食者并宜之}，消食，解酒。并治小儿吐逆、乳食不下_{胃寒}，行滞止痛_{气香而辛}。

按：肉蔻性温而涩，若湿热积滞，火热暴注泄泻者禁用。

［批］暖胃固肠。

补骨脂

辛，苦，大温，入心包、命门二经。酒蒸，或盐水炒用。忌芸苔、羊血，恶甘草。

固下元，暖水藏。治下焦无火、肾冷精流^②、五更肾泄_{脾虚发泄，补相火即所以补脾}，缩小便，疗遗尿、阴冷囊湿_{皆属命门火衰}，除腰膝冷痛_{肾寒}，纳气定喘_{以其性降}，妇人血脱气陷_{亦犹男子之肾冷精流}。

按：补骨脂能补相火以通君火，脾土自旺。但性燥，凡血虚有热，非其所宜，妊妇禁用。

---

① 岭南：古代地名。亦谓岭外、岭表。泛指五岭以南地区，包括今广东、广西、海南三省及越南北部地区。

② 精流：指滑精。

［批］暖肾固下。

益智仁

味辛，性温，入心、脾、肾三经。去壳，盐水炒，研碎用。

主君相二火，如三焦、命门阳气衰弱者皆宜。温中进食土中益火，摄涎唾。治泄泻、呕吐、腹痛属胃冷者宜之，缩小便，止遗精崩带①温肾之功，开郁散结辛也。

按：益智仁，其性行多补少，须兼补剂用之，若独用则散气。

［批］暖胃固肾。

使君子

味甘，性温，入脾、胃二经。忌热茶，犯之作泄。

健脾胃甘温，治疳积脾胃虚弱，以致乳食滞而然，杀蛔虫每月初一至初五，虫头向上，空心生食，或煨食数枚，虫皆死而下。余日不效。

按：使君子性滑，多食伤脾。出闽蜀②，内仁新鲜者良，久而油黑者不效。若无虫积者，不必服。

［批］补脾杀虫。

刺蒺藜

味苦、微辛，微温，入肺、脾、肾三经。酒炒，去刺。

---

① 崩带：指崩漏、带下病。
② 闽蜀：指福建、四川。

治虚劳腰痛，遗尿泄精^①<small>苦温补肾之功</small>。泻肺气而散肝风，除目赤翳膜<small>肝以散为补，凡补肝药皆能明目</small>，疗白癜瘙痒，破癥结积聚<small>辛以散之</small>，疗肺痈、乳岩^②、湿疮<small>能消风解毒</small>。妊妇忌用。

［批］明目补肾。

沙苑蒺藜

绿色似肾，强阴益精，止遗沥、尿血，缩小便<small>补肾</small>。但兴阳涩精，宜酌用之，不得自误<small>市多伪者。状似肾子，咬之作生豆气者真</small>。

［批］补肾。

肉苁蓉

<small>味甘、酸、微咸，性温，入肾经血分。重斤许而鲜红者良。酒浸一宿，刷去浮甲，劈破，除内筋膜，酒蒸半日用。忌铁。</small>

大补命门，能益水中之火<small>甘温</small>，润五脏，益精髓。治男子绝阳不兴、遗沥泄精，女人绝阴不产、血崩带下<small>补阴助阳</small>，理劳伤，暖腰膝，坚筋骨，广子嗣^③<small>补肾之效</small>，除茎中涩痛、大便干燥<small>性滑</small>。

按：苁蓉温而不热，补而不燥，故有苁蓉之名。但性滑，若泄泻及阳易举而精不固者忌之。

［批］滋肾。

---

① 泄精：指阴精不能保存而泄漏。

② 乳岩：中医病证名。指乳房结块坚硬的肿瘤。

③ 嗣：本义为（在祖庙中）举行仪式册封继承人继承君位。引申指继承，继续。用作名词，指继承人，后代。

锁阳

味甘、咸，性温，入肾经。

补阴益精，润燥滑肠、养筋、壮骨补肾。治痿弱不举①。

按：锁阳与苁蓉相仿，功用禁忌亦同。

［批］补阴益精。

巴戟天

味甘，微温，入肾经，兼入心经。酒浸去心，微炒用。

强阴益精。禁梦遗、精滑、虚损劳伤。健筋壮骨。阴痿，腰疼，及夜梦鬼交②，小腹阴中相引疼痛补肾之功。养心神，安五脏精血足也。若相火炽者勿用。

［批］补肾虚寒。

胡芦巴

味苦，性热，入肾、膀胱二经。出岭南，是番地莱菔子。酒浸或蒸或炒用。

苦温纯阳，入右肾命门。治肾经虚冷同附子、硫黄用，疗膀胱

---

① 痿弱不举：指阳痿。

② 鬼交：中医病证名。亦称女子梦交、梦与鬼交、梦交。以女子与男子性交的梦景为主要表现。因摄养失宜，气血衰微；或为七情所伤，心血亏损，神明失养所致。症见睡则梦中交合，头痛、头晕、精神恍惚，甚则喜怒无常，妄言妄见等。见于《金匮要略·血痹虚劳病脉证并治第六》。

疝气^①同大茴、巴戟、川楝、吴茱萸用。寒湿成疝，肝疾也，元脏暖，则筋自和而疝愈。此肝肾同治，乙癸同源之理也。

按：胡芦巴性阳，若相火炽而阴血亏者禁之。

［批］补相火。

菟丝子

味甘、辛，微温，入脾、肾、肝三经气分。淘净泥沙，拣去杂子，酒蒸晒干，磨末即用，勿使出气。若用古法制饼，则失性无功矣。

温而不燥，不助相火，诚补肾中精髓之圣药也。治精冷淋沥_{暖肾}，腰痛膝疼，坚齿明目，强阴茎，止梦遗_{肾足之效}，健筋骨，续绝伤_{能补肝肾}，益气力，肥肌肤_{补脾}，疗口苦燥热_{脾虚肾燥}，而生内热，菟丝益阴清热。

按：菟丝性温，强阳不痿者忌之。

［批］补肾元阳。

覆盆子

味甘、酸，气温，入肝、肾二经，去蒂酒蒸。

起阳固精，补肾伤，缩小便_{益肾而助封藏}，明目，舒筋_{补肝}，女人多孕_{温补肝肾}。

按：覆盆子强肾而不燥，固精而不涩，金玉之品也。若小便不利者禁之。

［批］补肾固精。

---

① 疝气：中医病证名。又称疝、横痃、小肠气、膀胱气、蟠肠气、肾系阴肿等。症见阴囊、小腹疼痛肿起，涉及腰、胁、背及心窝部、脐周，伴有四肢厥冷，冷气抢心，止作无时等。

蛇床子

味辛、苦而温，入脾、肾二经。微炒去毒，以生地黄汁拌蒸半日，晒干用。

去脾经之湿，补肾经之虚，益阳滋阴。治阳痿，阴汗，缩小便，广子嗣，健腰膝_{温补肾脏}，利关节，除顽痹_{辛能散风祛寒}，止带浊_{补脾燥湿}，疗男子阴囊湿痒、女人阴痛阴痒_{湿生虫}，同矾煎汤洗、子脏①虚寒、产门不闭_{炒热熨之}。妇人无娠，最宜久服。凡湿癣疥癞_{杀虫止痒}，大风身痒，作汤熏洗。

按：蛇床子温燥，肾家有火忌用。

［批］补肾杀虫。

仙茅

味辛，气温，入肾经。有毒，用糯米泔浸二日，去赤汁，则寿去矣。忌铁器，禁牛乳、牛肉。

助命门相火，填骨髓，强筋骨，暖腰膝_{温肾之功}。治心腹寒痛，开胃口，消宿食_{益火生土}，耳目聪明，心神强记_{肾足，上交于心}。

按：仙茅补火，男子精寒，妇人子宫虚冷不孕，最宜多服。若阴虚火盛者忌用_{加于各补药中，为丸服之，无所不可}。

［批］补相火。

---

① 子脏：生理名词。即子宫，亦称胞宫、子处、女子胞、胞脏、血脏。《灵枢·五色》："面王以下者，膀胱子处也。"《金匮要略·妇人妊娠病脉证并治第二十》："妇人怀娠六七月，脉弦发热，其胎愈胀，腹痛恶寒者，少腹如扇，所以然者，子脏开故也，当以附子汤温其脏。"张景岳注："子处，子宫也。"

知母

味苦，性寒，入肺、肾二经气分。黄柏入二经血分，二者相须而行。上行酒浸，下行盐水浸。忌铁。

上清肺火，下润肾燥。消痰火降则痰消，定咳清肺火，止渴兼清胃火，退有汗之骨蒸泻肾火。治伤寒烦热、久疟、下痢，安胎清热之用，利二便，消水肿小便利则肿消。

按：知母寒滑，用以泻肾家有余之火则可，如丹溪用以补阴，则大伤胃气，发泄不食而死。故阴虚火炎者切不可用。

[批] 泻肺肾实火。

紫菀

味苦，辛温，入肺经血分。款冬花为使。洗净蜜水蒸，焙用。白者名女菀，入肺经气分。

辛温润肺，苦温下气，补虚调中，消痰止渴。治痰喘上气、咳吐脓血辛温入肺，能开喉痹辛也、小儿惊痫虚热。

按：紫菀其性辛温，唯肺实气滞、郁火刑金而致咳唾脓血者，乃可用之。若劳伤肺肾，水亏金燥而咳喘失血，则非所宜，当细辨之。

[批] 治肺热吐血。

葳蕤

一名玉竹。味甘，平，入肺、脾、肝、肾四经。

滋益阴精，增长阳气，不寒不燥，和平之品也。可止嗽痰润肺，能去湿热补脾。治眦伤泪出养肝，除腰痛、茎^①寒益肾、大便干燥。日服二两煎服性润。

按：葳蕤阴阳并资，未有专功，性缓力薄，难图急效。倘证属迫促，虽用斤许，不及参、芪数分。若大便溏者，更为忌之。或生用，或蜜水拌蒸，随宜。

［批］阴阳两用。

广木香

味辛，气温，形如枯骨者佳。入肺、脾、肝三经。行积化滞，宜另磨冲服，若借以调气，宜和剂同煎，煨熟止泄。

辛温，入三焦气分，能升降诸气，泄肺气辛以泄上焦肺气之滞痛，和脾气香以运中焦脾气之滞疼，疏肝气通以疏下焦肝气之郁结。治一切心腹胸胁气逆诸痛，疗热痢同芩连用后重属大肠气滞，同槟榔、癃闭属膀胱气不化，同小茴、五苓之类，止吐泻霍乱和胃，除胀痛呃逆散寒、癥积恶逆顺气，调经安胎气逆则不安，宽中消食健脾。

按：木香香燥而偏于阳，肺虚有热，血枯而燥者，慎勿犯之。

［批］调治诸气。

藿香

味辛，微温，入脾、肺二经。枝叶同用，以叶多伪也。

禀清和芳香之气，为脾肺快^②气要药。温中开胃，止呕进食胃弱、胃热而呕者，大非所宜。治霍乱吐泻、心腹绞痛冷也、肺虚有寒、上

---

① 茎：指阴茎。

② 快：心气畅行，舒畅。用作动词，指使加速走。

焦壅滞_{右寸脉紧}，用以运脾肺之气。健脾胃_{同乌药用}，除口臭_{同四君用}。若阴虚火旺而呕逆者，禁用。

　　[批] 暖胃快气。

大茴香

味辛、微苦，性温，入心、肾及胃、小肠、膀胱五经。出宁夏，自番舶^①来，形八瓣。炒黄，得酒良，得盐则入肾。

　　暖丹田，补命门。治小肠冷气疝痛、阴肿、腰痛_{性温宜肾，暖命门也}，调中止痛，平霍乱吐逆_{辛香入胃}，并理干湿脚气。

　　按：大茴辛温，若阳旺及得热则吐者戒。

小茴香

　　如粟米而扁者，功用与大茴略同，亦治疝痛。凡化膀胱之气，而使小便通畅，为更优耳。

　　[批] 治疝病，暖胃。

黄精

味甘，平，入脾经。九蒸九晒。

　　补脾益气_{味甘}，除风湿，下三虫_{土旺之用}，安五脏，润心肺，填精髓，耐寒暑_{得土之冲气，味甘气平，久服方效}。

　　按：黄精和缓之品，值急迫之顷，而欲恃为补益，不能也。

　　[批] 温补脾胃。

---

① 番舶：指来华贸易的外国商船。

蒲黄

味甘，微寒，入心包、肝二经。

为厥阴血分凉血、活血之药。生用性滑，行瘀血，通经脉，祛腹痛同五灵脂治血气疝，疗扑打去瘀生新，治舌肿用蒲黄少加干姜末，频掺即消。舌为心苗，心包相火乃其臣使，得干姜，是阴阳相济也。炒黑性涩，止吐血、衄血、崩血①、肠风、胎漏②、一切血热妄行。然外因从标之血，可建奇功，若内伤不足之吐衄，不能收效也。

［批］生用行血炒黑止血。

何首乌

味苦、甘、涩，微温，入肝、肾二经。茯苓为使，忌猪血、无鳞鱼、萝卜、葱、蒜、铁器。选大者赤白二种，合用泔浸，竹刀刮皮切片，用黑豆煎汁，拌湿，九蒸九晒。

填补真阴，增长阳气，强筋骨温补肝也，广嗣续苦坚肾、涩敛精也，疗风淫甘益血，血足则风散，并治虚劳、崩、带、疮痔、痈肿、胎前产后等证由温涩收敛之功，则真元复而邪自散也。止疟疾益阴补肝，疟疾要药，乌须发精血足也。

按：何首乌性效稍缓，必久服之，乃知为滋生益寿之食品也。

［批］补养气血。

牡丹皮

味苦、微辛，心经正药，兼入肝、肾阴分。白者补，赤者利。生用泻实热，胃虚

---

① 崩血：指崩漏。

② 胎漏：中医病证名。指妊娠时阴道出血。

者，宜酒浸炒。

泻血中伏火即相火也，人知用黄柏，不知丹皮之功更胜，**和血凉血而生血**血热则枯，凉则生，**去瘀生新**瘀不去，则新不生。治一切血热、吐衄妄行血属阴，本静，因相火逼而动之、**中风、虚劳、烦热**血虚则热、**惊痫、瘛疭**筋脉伸缩抽掣为瘛疭；手足乱动，口眼歪斜，卒然眩仆为痫病，皆阴虚血热，风火相搏，痰随火涌也，**下胞胎，退无汗之骨蒸**与地骨皮退有汗之骨蒸不同。若经行过期而不净①者勿服。

［批］退血中伏火。

艾叶

味苦，气辛，微温，入肺、脾、肝、肾四经。苦酒、香附为使。陈久者良。

生用微温，熟用掌中揉如绵者谓熟艾微热。其性纯阳，能通十二经脉。善理女人气血寒滞，温中开郁，调月经，暖子宫，使孕早结辛温之用，**安胎止漏**胎动、腰痛下血，四物汤加阿胶、艾叶。**治崩带**要药，疗腹痛冷痢、霍乱转筋皆理气血，逐寒湿之功，杀蛔，治癣醋煎搽，下部䘌疮苦温燥湿及一切冷气为患。或捣汁，或煎汤，或揉熟灸火用灸艾火，痛则易之，勿至伤肉起疱，总以多灸数十壮，连日灸为妙，能透诸经而治诸毒百病。或炒热敷熨，可通经络。脐腹冷痛，寒湿脚气，以熟艾装袋、装袜温之，甚效。若血热生燥者忌之妇人欲为丸散，去筋醋煮，捣饼焙干，入茯苓数片再研为末，易细。

［批］去寒灸毒。

红花

味甘，微苦，微辛，入心、肝二经血分。

润燥行血酒炒行血之要药也。少用可活血，同当归则生血。多

---

① 经行过期而不净：即月经淋漓不断。

用能破血，佐肉桂则散瘀瘀行则血活，紫黑血吐尽为好，吐未尽，加桃仁、红花以行之。大抵鲜血宜止，瘀血宜行。下死胎，疗产后血晕止用三四分，达痘疮及血热难出。治经闭行血，消肿痛凡血热血瘀则作肿作痛。

按：红花性多行血，若过用，能使血行不止而毙。

［批］活血行血。

菊花

味甘，微辛，入肺、肾二经。去蒂用。

备受四气冬苗，春叶，夏蕊，秋花，饱经霜露，能益金水二脏肺肾。金以平木肝也，水以制火心也，木平则风息，火降则热除，故能养目收泪，去翳膜与枸杞蜜丸服，永无目病，治头风①、头痛、眩晕风热。性轻故能上巅。疗毒②危急者，以叶捣烂，入酒绞汁服之，其滓敷于毒上，神效。多收花作枕，除头风，保目。黄者入阴分，白者入阳分，紫者入血分。可药、可饵、可酿，仙家重之。

［批］去头目风热。

萆薢

味甘、苦，性平淡，须重用乃效，入脾、肝二经。

祛风去湿湿入脾虚，主肉；风属肝虚，主筋。治筋骨挛痛、腰膝冷疼此风寒湿痹也，唯此治之。既可去膀胱宿水，又能止痢止泻膀胱有出水之

---

① 头风：中医病证名。指头痛经久难愈者。《医林绳墨·头痛》："浅而近者，名曰头痛；深而远者，名曰头风。头痛卒然而至，易于解散也，头风作止不常，愈后触感复发也。"多因患者素有痰火，风寒客之则热郁而闷痛。

② 疗毒：中医病证名。泛指外科化脓性感染之状若钉形者，或预后较重危者。《素问·生气通天论》："膏粱之变，足生大疗。"

路，无入水之路，由红丝引入，因湿热秘塞，水不从小便出，而从大便出，所以泄痢。予每用萆薢四五钱于和脾利水药内，一刻立愈。**疗小便频数，茎中切**[①]**痛**此与淋证小便涩而痛者不同，有治法载于淋癃门。

按：萆薢利湿，如阴虚火炽，及无湿而肾虚腰膝痛者勿用有黄白二种，白而虚软者佳。

［批］去湿。

土茯苓

一名仙遗粮。味甘淡，性平和，入脾、肝二经。

分清去浊淡能渗也，**扶脾健胃**甘能补也。**治周身寒湿诸痹，利关节，强筋骨**去风湿之功，**分水道，止泄泻，疗疮肿**湿郁为热，荣卫不和，则生疮肿，此能去湿，**尤解杨梅**[②]**恶毒**土茯苓一两，同苡仁、银花、防风、木通、木瓜、白鲜皮各五分，皂角子四分。气虚加参芪，血虚加当归，多服久服，纵先用过轻粉劫剂而齿烂，毒伏经络而拘挛，罔不全愈。

按：土茯苓主治与萆薢同，服此者忌茶及酒、牛、羊、鸡、鹅等物亦有黄白二种，白者良，可煮食，亦可生啖。

［批］善解疮毒。

旱莲草

俗名墨斗菜。味甘、咸而平，入肾、肝二经。汁出即黑，纯阴之品。

---

① 切：本义为用刀把东西分开，截断。此处形容疼痛的性质。

② 杨梅：中医病证名，即杨梅疮的简称，亦称痈疮、妒精疮、杨梅斑、杨梅疹。由梅毒引起的性传播病证。《三因极一病证方论》："……妒精疮者，以妇人阴中先有宿精，男子与之交接，虚热乃成。初发在阴头如粟，拂之则痛甚矣，两日出清脓，作白孔，蚀之大痛。妇人亦有此病，生在玉门内，正似痈蚀疮，不痛为异耳。"

性凉滋阴_{以汁黑也}，止血_{凉也}，乌须发，坚牙齿_{汁黑补肾}。但阴寒坏胃_{宜姜汁、椒红同用，否则必腹痛作泻}。

［批］补肾凉血。

秦艽

味辛苦，微温，入肝、胃二经。酒浸用。

苦能泄，辛能散，微温能通利。祛风去湿，养血舒筋。治周身挛急、骨节疼痛_{风也}、黄疸、便涩、肠风下血_{湿热也}、骨蒸劳热_{养血}，止牙痛_{齿下龈属阳明、大肠，能入胃清热}。

按：下部虚寒，及小便不禁，大便溏泄者忌用。

［批］养血去风。

青蒿

味苦，微寒，入胆、肝、肾、三焦四经。童便浸一夜，曝干用。

禀天地少阳之气以生_{二月生苗}，故入少阳胆肝血分。除阴分伏热，故治骨蒸劳热_{童便浸叶，熬膏更良}、蓐劳_{产后劳}虚热_{芬香入脾，凉血而不伤胃}、杀鬼疰①、传尸②_{伏内庚日采蒿悬门庭，可避邪鬼。冬至元旦各服二钱良}。

按：青蒿苦寒，善治血虚发热，若寒而泄泻者，仍当避之。

［批］治血虚有热。

---

① 鬼疰（zhù）：中医病证名，亦称鬼注。指突发心腹刺痛，甚或闷绝倒地，并具传染性的病证。疰：本义为一种慢性传染病，邪气关注而为病。《太平圣惠方》："人先天地痛，忽被鬼邪所击，当时心腹刺痛，或闷绝倒地，如中恶之类。其得瘥之后，余气不歇，停住积久，有时发动，连滞停住，乃至于死。死后疰易傍人。故谓之鬼疰也。"

② 传尸：中医病证名。即劳瘵，亦作痨瘵、肺痨。

金银花

味苦，平，入脾经。

甘寒清热解毒_{清热即是解毒}。治痈疽肿痛、杨梅，一切风湿诸毒_{花叶同功，花香尤佳}。治恶毒初起，用花五两，甘草一两，煎就，再入酒略煎，日二剂，服至大小肠通利，则药力到矣、瘰疬_{用一两许时常煎服}、血痢_{清热之用}，疗毒安后发渴_{同黄芪六一汤服}，补虚_{味甘能补}。疽未成，能拔毒而散；已成，能托毒而穿。或捣汁和酒顿饮，或研烂和酒厚敷。生藤力更大。一名忍冬花，又名鹭鸶藤。

［批］解诸疮毒。

石斛

味甘平，入肝、肾二经。酒浸蒸用。

退火养阴，除脾胃之热_{颇有苦味}，除烦止渴_{清胃}。理脚膝痹弱_{补肾}，安神定惊_{肾足，上交于心}，长肌止泄_{入胃利湿}。

按：石斛如金钗，股短而中实，生石上，味甘者良。但体瘦味淡，煎难见功，熬膏乃效。若长虚味苦，名木斛，误用损人。

［批］养阴除肝热。

薏苡仁

味甘，微寒，入脾、肺二经。生用走肺门、足门，炒用入脾门、虚门。性缓，宜重用。

甘能补脾，淡能渗湿。治水肿泻痢_{补脾渗湿}、肺痿、肺痈、咳吐脓血_{土益则金生，性凉则热清}，一切肺病，以猪肺蘸苡仁末多服，自愈，除脚气疝气，利小便，疗热淋_{性降而去湿}，祛风热痿弱拘挛_{扶土所以抑木}。_{筋寒则急，热则弛，湿则纵。苡仁去湿要药，因寒因热者，皆宜用。}

　　按：大便燥结，因寒转筋及妊娠均忌。

　　[批] 补脾除湿。

百合

　　味甘，微寒，入心、肺二经。

　　润肺宁心。治虚劳久嗽_{劳嗽肺必虚，百合之甘敛，胜于五味之酸收}，定惊悸_{心宁}，止涕泪_{涕为肺热，泪为肝热}，疗肺痿_{清热保肺}，利二便_{彻寒解热}，除百合病_{行住不宁，如有神灵，谓百合病。仲景以百合汤治之，亦清心安神之效也。}

　　按：百合气平功缓，难图速效，若中寒者勿用。

　　[批] 保肺宁心。

天花粉

　　味酸、甘，微苦寒，入心、脾二经。

　　酸能生津，苦能降火，润肺滑痰。治膈上热痰、时疾热狂_{性苦寒}，止消渴、黄疸、口燥_{胃经实热}，疗肿毒、乳痛，排脓生肉_{苦能退热}。

　　按：天花粉气味清寒，可以治渴，但宜于有余之阳证。若汗下后亡阳作渴，阴虚火动，津液不升作渴，病证在表作渴，及脾胃虚寒泄泻者，并宜深戒。

　　[批] 解热渴热痰。

瓜蒌仁

　　味甘，性寒，入肺经。微炒，去油用。

性降而润，能清上焦实火。治痰嗽肺受火逼，失下降之令，故生痰作嗽，生津止渴，开郁通乳，疗结胸胸痹仲景小陷胸汤用之。又云：少阳证口渴者，小柴胡汤以此易半夏，通大便润下小便焙研，调米汤下。炒香酒服，止一切血热妄行寒降火。

按：瓜蒌仁气味悍劣，善动，恶心呕吐及中气虚寒泄泻者勿用。

［批］清实火痰嗽。

续断

味苦辛，微温而涩。用川产节节断皮、黄皱如鸡脚、折之有烟尘者真。入肝、肾、脾三经。酒浸用。

滋阴益气，养肝辛温补肾苦温，兼入脾经。养血活血，补劳伤甘也，理筋骨折伤以功命名，消痈痔肿毒味苦，止上下一切血溢，缩小便、肠风血痢、遗精带浊、胎漏味涩，暖子宫性温。女科、外科要药。补而不滞，行而不泻，佐之以甘草、地黄之类，其效尤捷。

［批］滋阴养血。

萹蓄

味苦，性凉，入膀胱经。

杀蛔虫，利小便，治癃淋，理虫蚀下部皆去湿热之功。

按：萹蓄直遂，不能益人，不宜恒用。

［批］利水杀虫。

灯心

味甘淡，性寒，入心、小肠二经。

其质轻通，清肺热，降心火心能入心，利小便，使心经蕴热从小便而出心与小肠相表里，心火清则肺清，小肠亦清，为上焦伏热，治五淋之圣药。消湿肿利水，除喉痹烧灯草灰吹之，止小儿夜啼灯心烧灰涂乳头，令咀之，疗金疮烧灰敷之，血止肌生，除消渴败席煮服，更胜，治下疳疮亦用烧灰，加轻粉、麝香为末掺之良。若虚脱证，小便不禁者忌之。

［批］清心火利小水。

白鲜皮

味苦寒，性燥，入脾、胃、小肠、膀胱四经。

解热苦寒、除湿利小水也，治诸黄热黄、酒黄、急黄、谷黄皆属湿热，疗筋挛死肌受地湿气之害，善理一切疮疡、眉发忽落、女人阴中肿痛湿热乘虚客肾与膀胱所致、小儿风热惊痫、时行大热、饮水狂躁苦寒之效。

按：下部虚寒者，虽有湿证，勿用。

［批］除湿热。

益母草

味辛、甘，微寒微温，入心包、肝三①经。

补而能行，辛而能润，总调胎产诸病。去死胎，安生胎活血行血，治血风、血晕、血淋、胎漏、崩中、带下白带属气虚，用补中益气而兼补脾燥湿。赤带属血虚，用滋阴养血而兼调气，调经瘀血去则经调，化乳痈散瘀解毒，退浮肿，下水气，通二便取其滑利。

按：性辛散，唯血热、血滞及胎产艰涩者当用。若气血素虚，

---

① 三：疑为"二"之误。

寒而下陷者不宜，不得谓妇人所必用也。瞳子散大者，亦忌服。子名茺蔚，主治略同，但子味甘稍温，故能凉血补血_{根茎花叶专于}行，子则行中有补，令人有子_{有补阴之功}，明目_{血滞病目者宜之}。忌铁。微炒用。

［批］治胎产血滞。

薄荷

味辛、微苦，微凉，入肺经。

辛能散，凉能清，消散风热。治伤寒头痛寒热_{升浮能发汗解表}，舌胎语涩_{含漱或和蜜擦之}，疗头风、脑痛，中风失音，皮肤瘾疹，咽喉、眼目、口齿诸病_{辛能通窍，凉能散风清热}，除胀满、霍乱、宿食_{辛香开气}，疗血痢_{血痢属凝滞，辛能散，凉能清}，小儿风涎惊痫_{凡治惊药，宜用薄荷汤调}。

按：薄荷辛香伐气，虚弱者勿服。

［批］清上焦风热。

郁金

味辛、苦，性寒，入心、肺、肝、胃四经。

纯阴之品，凉心热，散肝逆，解肺金之郁_{故名}，善降逆气，破血中之滞，治吐血衄血_{血上行，皆属火炎，此能降气，气降即火降，而性又入血，故能导血归经}、产后败血攻心，癫狂迷心，痘毒入心_{郁金一两，甘草二钱半，煮干，焙研末，入冰片四分，每用一钱，加猪血七滴，新汲水调下，治斑痘始有白疱，忽播入腹，紫黑无脓}，下蛊毒_{同升麻用，不吐则下}，疗妇人经血逆行_{用郁金末加韭汁、姜汁、童便，其血自下。痰中带血者加竹沥}。如阴虚火亢吐血，非气逆者勿用。

［批］降气调血。

姜黄

<small>味苦、辛，温，入肝、脾二经。</small>

色黄入脾，兼入肝经，破血下气。治心腹气结、气胀、冷气、食积、疼痛<small>辛温下气</small>，疗疝瘕，血块，通月经，及扑损瘀血，散肿消痈<small>皆破血之用</small>。别有一种片姜黄，止臂痛有效。若血虚腹痛臂痛，而非瘀血凝滞者忌用。

［批］破气理气。

三棱

<small>味苦、辛、甘，入肝、脾二经血分。醋炒用。</small>

苦能泻，辛能散，能行血中之气，治一切有形之血积<small>如疝瘕之类</small>。善破气滞<small>从气药则破气</small>，消宿食胀满、肿痛<small>辛能散</small>，通乳坠胎。

按：三棱泻真气，东垣五积诸方，皆有人参赞助，如专用克削，脾胃愈虚，不能运行，积安得去乎？

［批］能化血积。

莪术

<small>味苦、辛，气温，火炮入气分，醋炒入血分。肝经血分药。</small>

善破气中之血<small>能通肝经聚血</small>，消瘀血，通月经，疗扑伤滞血作痛、妇人癥瘕、男子痃癖<small>小腹积也</small>，治气滞膨胀、气肿水肿<small>香烈行气，同三棱用，治积聚诸气</small>。但其性刚气烈，非有坚顽之积不宜用，兼以参术，乃得无损，亦须适可而止。

［批］能化积聚。

白茅根

味甘，寒，入心、肺、脾、胃四经。

除内热甘寒，性入血分，下达州都，引热下行。治吐衄诸血心肝火旺，逼血上行则吐血；肺火盛则衄血。茅根甘和血，寒凉血，故效、扑损瘀血捣汁服，亦治鼻衄、血闭寒热血瘀则闭，闭则自作寒热、淋沥崩中血热则妄行、伤寒呃逆，解喘急肺热、烦渴胃热、黄疸水肿清火行水、疔疽毒疖毒。用根捣敷，或酒煮服，俱效。

按：茅有数种，白者为胜，春生芽布地如针，溃痈酒煮服，一针即溃一痈，大奇。按：血有因于虚者，非所宜也。

［批］治血热妄行。

白前

咏甘辛，微温，入肺经。甘草汤泡去须，焙用。形似白薇，特脆而易折，不若白薇之软而难折也。

甘能缓，辛能散，温能下气。治气逆咳嗽，不能睡卧气壅膈也，疗喘呼欲绝气冲喉也、喉中作水鸡声气壅咽嗌。总之，能清肺家湿痰停饮、体肿胀满，大有神功。

按：白前无补益，肺实邪壅者宜之，否则忌用。

［批］肺邪气逆。

白薇

味咸而寒，入胃经冲任之药。

利阴气，下水气。治中风身热昏迷<small>阴虚火旺，则内热生风，故身热；</small><small>痰随火涌，故昏迷</small>、血厥<small>汗多后，少阳旺，气塞不行而厥，妇人尤多此症</small>、温疟、寒热酸痛<small>寒热作则荣亏，故一身酸痛</small>、妇人淋露、胎前产后，遗尿不知<small>白薇、白芍等份为末，酒调服</small>，调经多子<small>妇人不孕，因血虚而热，阴不足而阳胜</small><small>也，白薇益阴清热而有子矣。须佐以归、地、白芍、杜仲、苁蓉等药。</small>

按：性寒，脾虚作泻者忌用。似牛膝，短小而柔软，去须，酒洗用。恶大黄、山茱、姜、枣。

［批］益阴清热宜妇人。

白及

<small>味苦、辛，平，微寒，入肺经。反乌头。</small>

辛为金味，收为金气，得秋金之令。治肺损吐血、肺痈、肺痿<small>白及末，米汤调服</small>，疗恶疮败烂、鼻衄火伤，去腐生新，排脓止痛<small>俱</small><small>可为末敷之</small>，跌打骨折<small>酒调末服二钱</small>。

按：白及性寒，痈疽溃后，不宜用苦寒药服。

［批］治肺病吐血。

连翘

<small>味苦、辛，性寒，入心、肺、胃、胆、大肠五经。</small>

泻心经客热，除脾胃湿热，为治十二经疮毒圣药<small>血凝气滞，兼有</small><small>心火，乃生疮毒，连翘俱能治之。凡肿而痛者为实邪，肿而不痛者为虚邪，肿而赤者</small><small>为热结，肿而不赤者为留气停痰</small>。并能利水<small>苦也</small>。

按：连翘苦寒，多饵坏胃减食，慎之。疮溃后及虚热者忌投。

［批］清心火治疮毒。

夏枯草

味苦、辛，性微寒，入肝经。

禀纯阳之气_{冬至生}，夏至枯，补肝血，缓肝火。治瘰疬、瘿瘤、鼠瘘[①]_{辛散结也}，疗目珠夜痛如神_{目眦白珠属阳，故昼痛，点凉药则效；黑珠属阴，点凉药则剧，用夏枯草纯阳之品而胜浊阴，且散厥阴郁火，同香附各二两，甘草四钱为末，茶调服，下咽即愈}，及郁怒所成乳岩乳痈，一切肿痛俱效_{解内热，散结气}。

按：夏枯草辛寒，久用亦损胃家。

［批］治瘰疬及黑珠夜痛。

大蓟　小蓟

味甘，温，入心、肝二经。

凉血、行血、补血。治吐血、衄血、唾咯诸血、沃漏崩中[②]，安胎_{凉血之效}，及妇人痘疹、经血妄行。但小蓟力微，能破瘀生新，退热补虚，不能及大蓟之消痈肿也。

按：二蓟理血之外无他长，不能益人_{大蓟茎高叶皱，小蓟茎低叶不皱，皆用根}。

［批］凉血理血。

---

① 鼠瘘：中医外科病证名，又名鼠瘰、鼠漏、筋瘘、瘰疬。指颈、腋部生核，淋巴肿起形如小鼠，亦作"鼠痿"，日久破溃流脓血难敛，或伴有恶寒发热。相当于西医学颈腋部或腋下淋巴结核。《灵枢·寒热》："鼠瘘之本，皆在于脏，其末上出于颈腋之间。"

② 沃漏崩中：即崩漏。

旋覆花

一名金沸草，味咸、甘，微温，入肺、大肠二经。

咸能润下软坚，辛温能通行破结，化痰结坚痞、留饮辛温、噫气俗作嗳。胸中气不畅，故嗳以通之，属不足；亦有夹痰火者，属有余，须凭脉症辨之，利湿痹，润大肠，消水肿辛能下气行水。然走散之药，冷利大肠，虚寒人禁之。

［批］化痰破结。

三七

味甘，气温，微苦，入胃、肝二经血分。

散血定痛。治刀伤、箭伤军中宝之、跌扑杖疮杖时先服二钱，则血不冲心。凡一切血出不止，嚼烂涂之，或为末掺之。亦治吐血、衄血、血痢、崩漏、经水不止[①]、产后恶血不下，俱宜自嚼，或为末，米汤调下。疗痈肿痛醋磨涂之即散，已破者为末掺之。

按：三七近时始出，有似竹节者，有似人参者，俱可用，但以末掺猪血中，血化为水者真。

［批］止血。

地榆

味苦，寒，入肝经。

味苦厚，性沉降。治下焦血证，兼去湿热，止吐衄、崩中血虚忌用，除肠风详载便血、血痢血热，敛盗汗性涩，止赤肿疮毒疼

---

① 经水不止：指月经淋漓不断。

痛_{苦寒}。

按：地榆寒而下行，凡虚寒下血及崩、带者，并宜禁之。似柳根，取上截炒黑用。梢反行血。

［批］凉血止血。

瞿麦

味苦，寒，性滑利，入膀胱经。

降心火，利小肠_{心与小肠相表里，故心火从小肠下}。除五淋_{淋多属湿热，利水故湿除}，消目肿痛_{同凉药用}，通经破血，下胎_{性滑}。凡下焦湿热疼痛者皆可用之。疗产后淋_{同蒲黄用}。

按：瞿麦虽逐膀胱邪热，但小肠虚者忌服。

［批］利水去湿热。

茵陈

味苦，性寒，入膀胱经。

燥湿_{苦也}，除热_{寒也}，泻脾胃湿热。佐五苓①，为治黄疸之主药_{黄者脾之色，由湿热而成，须分阴阳。阳黄多热，佐以栀子、大黄；阴黄多寒，佐以附子、干姜}，疗天行时疾热狂_{苦寒之功}，利水，散结，化痰_{燥湿}。若过用，损伤元气。

［批］利湿治黄。

———————

① 五苓：指方剂五苓散（桂枝、泽泻、茯苓、白术、猪苓）。

海金沙

味甘，寒，入小肠、膀胱二经。

入二经血分。治小便癃闭、热淋、膏浊、血淋、石淋、茎中痛，疗肿满淡渗，解去湿热及伤寒热狂同栀子、牙硝用，利小便则热自去。或丸或散用。

［批］通淋泻湿热。

木贼草

味甘，微苦，微温，入肝、胆二经。

中空而轻，去节能发汗，有升散之力。治目疾，退翳障翳属肝邪郁遏，木贼能平肝、止肠风下血、赤痢、崩、带、脱肛、风湿、疝痛俱属肝经病。但多服损肝，不宜久用。

［批］发汗退目翳。

谷精草

味辛，微温，入肝、胃二经。

治目翳膜星障、隐涩多泪、雀盲至晚不见、诸疮伤眼、痘后星障补益肝气，疗风火齿痛、喉痹辛能散也。小儿雀盲者，羯羊肝一具，不洗，竹刀割开，入谷精煮熟食之，或作丸，茶下。

按：谷精去星障，木贼去翳障，兼补肝肾药乃效，其功在菊花之上。星即目中之白点也。

［批］明目退翳。

决明子

味苦、咸，平，入肝经。

治一切目疾。凡风热眼赤多泪，及肝虚有火昏暗，可为佐使，唯多服乃效。作枕善治头风，此马蹄决明。另有草决明、石决明，与之同功，而各为一种。

［批］泻肝明目。

青葙子

一名草决明，野鸡冠子也。味苦寒，入肝经。

治目青盲障翳、赤肿昏花去肝风热，去风热，镇肝明目。但瞳子散大者，忌服能助阳火。

［批］泻肝明目。

牛蒡子

味辛、苦，入肺、胃二经。酒炒研。

辛能散结，苦能泄热，润肺金而退风热。解咽痛疮肿，治斑疹、诸瘘风热。疗痘红紫，热盛便结若出不快而泄泻者，痈疽已溃者均忌用。

按：牛蒡子性寒而滑，虚寒者勿服。

［批］泻热解毒。

葶苈子

味辛、苦，大寒，入肺经。酒炒。

善逐水气，不减大黄。大黄能泄血闭，葶苈能泄气闭。治肺气喘急难卧同大枣用，补土所以制水，除痰嗽、肿胀水湿泛溢之害，通经利水性能下行。凡气虚者不可轻用。第^①此有甜苦二种，甜者性稍缓耳。

［批］破气行水。

射干

味苦，性寒，有毒，入肺经。泔浸，煮干用。

散血消肿，解痰结。治喉痹咽痛皆泻实火之功，消瘀血，除疟母^②散结热之效。但有泻无补，不可久服。

［批］泻火解毒。

山豆根

味苦，寒，入心、肺二经。

解毒清热。治咽喉肿痛，消疮疽，化痘毒凡毒必热，得凉即化，退内热喘满研末服、龈肿齿痛含之咽汁、疗人马急黄^③血热极所致，及诸虫热毒所伤。若虚火上炎，食少泄泻，而咽喉肿痛者忌服。

［批］泻热解毒。

---

① 第：本义为竹笋竹节之层次。后泛指序次。引申指上等宅院，府第，即对别人住宅的尊称。又用作副词，表示条件、范围、让步，相当于只管，尽管，仅仅，姑且。又用作连词，表示转折，相当于但，只是。

② 疟母：中医病证名。指疟病日久不愈，顽痰夹瘀，结于胁下所形成的痞块。又称疟积、母疟、劳疟。《金匮要略·疟病脉证并治第四》："病疟以月一日发，当以十五日愈，设不瘥，当月尽解。如其不瘥，当云何？师曰："此结为癥瘕，名曰疟母，急治之，宜鳖甲煎丸。"《张氏医通》卷三："疟母者，顽痰夹血食而结为癥瘕，鳖甲煎丸，或小柴胡加鳖甲、蓬术、桃仁……此《金匮》法也。"

③ 急黄：中医病证名。黄疸的一种，病势暴急凶险，卒然发黄，伴有高热烦渴，神昏谵语，心满气喘，命在顷刻。

冬葵子

味甘，寒，入膀胱经。

气味俱淡薄。利水、通淋、催生、落胎，下乳汁，润大肠^{寒润}滑利之功，消水肿^{利水之效、同榆皮等份煎服}。蜀葵花，赤者治赤带赤痢，亦治血燥，白者治白带白痢，亦治气燥，黄者并治恶疮、脓水不瘥。为末敷之。为疮家要药。浸油可涂汤火疮。

按：性寒滑，无故服之，必有损真之害。

［批］寒滑利下。

贯众

又名管仲。味苦，寒，有小毒，入肝、肾二经。去毛焙。

寒泄热，苦杀虫。治邪热腹痛^{寒也}、湿热所生诸毒^{以毒攻毒}、诸虫^{苦也}，解时行疫气^{以此置水缸中，令人饮之，则不传染}，破癥化硬^{能软坚}，产后血气胀痛^{去瘀生新}。根似狗脊而大者。

［批］泻热解毒。

狗脊

味苦、甘，性温，入肝、肾二经。去毛酒蒸。

苦坚肾，甘益血^{能补肝}，温养气。强筋壮骨。治腰脚软痛、失溺^①

---

① 失溺：中医病证名，又称小便失禁、小便不禁。指清醒时小便自出不觉，或小便频数，难以自制者。出《素问·本病论》。《诸病源候论·小便病诸候》："小便不禁者，肾气虚，下焦受冷也。肾主水，其气下通于阴，肾虚下焦冷，不能温制水液，故小便不禁也。"《丹溪心法·卷三》："小便不禁者，属热属虚。"

不节肾虚，强机关，利俯仰滋肾益肝，疗寒湿周痹经曰：内不在脏腑，而外未发于皮，独居分肉之间，真气不能周，命曰周痹，是补而能走之药也。若肾有虚热，小便不利、口苦舌干者忌之。

［批］平补肝肾。

荜茇

味辛，性热，入脾、肺二经。去挺，酒浸一宿，焙，刮净皮粟。

温中下气，除呕逆吐酸，消宿食，祛冷痰。治水泻、气痢用牛乳煎服、虚寒肠鸣霍乱皆脾胃寒冷之害。又散阳明之浮热辛也，疗头痛齿痛方载头齿门。

按：荜茇大辛，须同参、术、归、地诸甘温补药用之，大效。多用能动脾肺之火，损目，宜加酌量。

［批］暖胃温脾。

良姜①

味辛，性温，入脾、胃、肝三经。土炒。

暖胃散寒。治心脾疼痛寒者用至二钱，热者亦用四五分于清火剂中，取其从治，清火止痛，最神，治冷逆翻胃、阴寒霍乱、呕吐宿食、胃脘冷痛，疗噎膈、瘴疟②皆胃寒病。虚者宜与参术同用，庶不犯冲和之

---

① 良姜：中药高良姜简称。
② 瘴疟：中医病证名。指感受山岚疠毒之气所致的传染性疾病，症见往来寒热，寒多热少，或热多寒少，每日发作或间日发作，烦闷身重，昏沉不语，或狂言谵语等，相当于恶性疟疾。《诸病源候论·疟病诸候》："此病生于岭南，带山瘴之气，其状发寒热，休作有时，皆由山溪源岭瘴湿毒气故也，其病重于伤暑之疟。"

气。子名红豆蔻，醒脾消食，散寒燥湿，又解酒毒，余治同前。
然动火伤目，不可常用。

[批] 暖胃散寒。

紫草

味苦，咸，气寒，入心、包络、肝三经。去根取茸。血热生用，脾虚酒焙。

性寒而利。能凉血、活血、滑血，通二便咸寒能滑，托痘疹凡痘
疹血热毒盛，或黑或紫，大便结者用之；否则忌用，恐脾气虚者，反能作泄。同粘米
用，能制寒性，并解黄疸，消肿疗胀，一切恶疮取其利水去湿，凉血而然
也。泻者忌之。

[批] 凉血滑肠。

防己

味苦、辛，性寒，入膀胱经。有木、汉二种，木者有黑点，色黄而腥，专治风，
汉者通心有花纹，根大而虚，专治水。酒洗焙用。

能行诸经，通腠理，利九窍，泻下焦血分湿热实证之圣药。
治脚气肿痛湿热，利大小便，退膀胱、肝、肾湿热汉防己之功。疗肺
气喘嗽、中风挛急、膈间支满、风寒湿疟木防己之效及热毒、诸疮、
虫蛆等证皆湿热之病。

按：防己苦寒，若虚证及热在上焦气分，胎前产后俱忌用。

[批] 泻下焦血分理热。

骨碎补

味苦，温，入肾、肝二经。铜刀刮去毛，蜜拌蒸晒用。

此物好生阴处，入肾而主骨折伤，粥和敷之。治骨中毒气、风热疼痛，五劳①六极②、手足不收、上热下冷，或痢后下虚，或远行，或房劳，或外感风湿，以致两足痿弱，俱宜补阴之药佐之成功。并治肾虚耳鸣、久泻肾主二阴而司禁固。久泄乃属虚，用此为末，入猪肾中煨熟，空心食之。二证俱宜、牙痛炒黑为末，擦牙咽下为良。又能活血止血去瘀生新。

按：《经疏》③云：勿与风燥药同用。

［批］补肾治折伤。

钩藤

味甘，微寒，入心、肝二经。

心主火，肝主风，风火相搏，则为烦热瘛疭④音炽纵。筋急而缩为瘛，筋缓而弛为疭，伸缩不已为瘛疭，俗谓之搐搦是也。此药甘寒，直走二经，所以能治大小头旋目眩、惊痫夜啼、口眼抽掣、胎风客忤⑤以风静火

---

① 五劳：中医病证名。指久视、久卧、久坐、久立、久行所致的劳伤，或指心劳、肺劳、脾劳、肾劳、肝劳所致的劳伤。

② 六极：中医病证名。指六种劳伤虚损的病证，包括血极、筋极、肉极、气极、骨极、精极。血极则发堕善忘，筋极则拘挛转筋，肉极则肌削萎黄，气极则短气喘急，骨极则齿浮足痿，精极则目暗耳聋。

③ 《经疏》：明代缪希雍《神农本草经疏》的简称。

④ 瘛疭：中医病证名。又称抽搐、搐搦、抽风等。指手足伸缩交替，抽动不已的病证。《灵枢·热病》："热病数惊，瘛疭而狂。"金·成无己《伤寒明理论》："瘛者筋脉急也，疭者筋脉缓也。急者则引而缩，缓者则纵而伸。或缩或伸，动而不止者，名曰瘛疭。"多由热盛伤阴，风火相煽，痰火壅滞，或因风痰、痰热所致。

⑤ 客忤：中医病证名。亦称中客、中人、中恶、㾖忤、卒忤。指小儿骤见生人、异物，或骤闻巨大声响，突然惊叫啼哭，甚或面色变异，不省人事，呕吐涎沫，喘息腹痛，腹泻，手足瘛疭，状如惊痫。多由于小儿真元不足，神气未定，外邪客气乘之，波及神明，影响脾胃所导致。

息而诸症自平。因性微寒，小儿科珍之。大人无热者，不宜多服。

按：此药久煎无力，俟别药煎好后，投入沸一二即止，自有功也。去梗纯用钩，其功十倍。

［批］去风热定惊痫。

淫羊藿

味辛，温，入肾、心包、肝三经。每一斤，以羊脂四两同炒，油净为度。或单用浸酒，或佐丸散俱可。

辛香甘温，大补命门。主阳虚阳痿，益精气，坚筋骨，暖下部，补腰膝。凡男子阳衰，女子阴亏，难于嗣者[①]，皆宜服之水火同补。但虑久服相火易动，耗散阴精，反致无子，又宜深知。

［批］峻补肾命。

大戟

味苦、辛，大寒，有毒，入脾经。唯采正根，水煮软，去骨用，旁根发泻。反甘草。

苦能下走，辛能横行。能泻脏腑水湿，控痰涎痰之本，水也，湿也，得气与火，则结而为痰，消肿胀、腹痛、积聚、癥瘕、颈腋痈肿，通二便，下恶血，通经堕胎。然大能泻肺，损真气，非体之坚实者勿用。若中其毒，唯菖蒲可以解之杭产紫者为上，北产白者伤人。浆水煮去心，得大枣则不损脾。

［批］泻脏腑水湿。

---

① 难于嗣者：即不能妊娠。

甘遂

味苦，气寒，有毒。皮赤肉白，作连珠实重者良，反甘草。面包煨熟用。

苦善泄，寒胜热。水属阴，故从其类，直达水气所结之处，以攻决为用，为下水之圣药仲景大陷胸汤用之，治水结胸也。治湿热积饮、水肿水蛊①腹肿、疝瘕，消阴囊肿胀，去面目浮肿主去十二种水从谷道而出。

按：甘遂攻逐极效，损真元亦速，非大实大水，不得轻投。

［批］泻经络水湿。

商陆

味辛，性平，有大毒，入脾经。铜刀刮去皮，水浸一夜，黑豆拌蒸。

入脾行水，有排山倒岳之势。治水肿胀满，泻湿热蛊毒，敷恶疮，堕胎孕，利小便，破痃癖②白根可用，赤者杀人。白专利水，赤唯贴肿，并臻奇功。虚弱者禁用。

［批］行水。

芫花

味苦，温，有毒，入肺、脾、肾三经。反甘草。陈久者良，好醋煮过，晒干，则毒减。

---

① 水蛊：中医病证名。亦称臌胀、单腹胀。多因蛊毒引起，症见腹部胀大，四肢浮肿，形体消瘦。《诸病源候论·水蛊候》："水毒气结聚于内，令腹渐大，动摇有声，常欲饮水，皮肤粗黑，如似肿状，名水蛊也。"

② 痃癖：中医病证名。指腹部或者肋部的痞块。因气血不和，经络阻滞，食积寒凝，导致脐腹偏侧或胁肋部时有筋脉攻撑急痛的病证。

散皮肤水肿_{同大戟、甘遂，能直达水饮窠①囊隐僻之处}，消胸膈痰沫，驱疝瘕、痈疽，除鬼疟蛊毒。

按：毒性至紧，取效极捷，虚人误用，多致伤折。

［批］行水。

青黛

味咸，寒，入肝经。

色青入肝，性寒散热。治时疫②头痛，疗伤寒赤斑，除小儿一切疳病、惊痫、烦热、消瘦、鼻赤、唇焦、口舌生疮等证_{皆属肝经郁火}。并治诸热毒_{同马齿苋捣敷}。虽凉而不伤脾，若中寒泄泻者勿用。

［批］清肝火。

王不留行

味苦、辛、甘、平，气温，入大肠经。_{水浸焙。}

王不能留，喻其走而不守也。通血脉，疗产难，下乳汁_{同穿山甲用}，利小便，行经滞_{行血之力}，消乳痈、外肿_{辛散}，治金疮、鼻衄_{又能止血}。但失血崩漏、孕妇忌之。

［批］通行血。

豨莶草

味苦，寒，入肝、肾二经。

---

① 窠：本义为鸟类穴居之处。引申泛指动物、昆虫栖息场所。又引申指洞穴，小坑，聚集成团、成簇。此指痰饮聚集场所。

② 时疫：中医病证名。即瘟疫。具有流行性或季节性的特征。

能宣能补，善理风湿。治肢节不利、肌体麻痹、口眼歪斜、腰脚痿痛，并散恶毒疮肿悉除风湿之功。生者酒煎，疗破伤风如神生寒、熟温。以五月五日、六月六日采者尤佳，去粗茎，留枝叶花实，酒拌，蒸晒九次，蜜丸。若痹痛属肾虚血亏，不由风湿者忌服。

［批］去风湿。

苍耳子

味甘、苦，性温，入肝、肾二经。去刺，酒拌蒸。

苦以燥湿，甘以和血，温以通行，为驱风除湿之圣药。治头痛风寒、周痹湿也，明目养血，瘰疬、疮、疥、遍身瘙痒风湿。亦治鼻渊炒熟为末，白汤服二钱，久之乃效。忌猪肉，暖腰膝，疗诸痔煎汤熏洗。

按：苍耳性轻，善发汗，表虚者勿用。

［批］散风湿。

马兜铃

味苦，性寒，入肺经。

体性轻扬，其形类肺，能清肺热。治痰嗽喘促清热降气，疗痔瘘肿痛肺与大肠相表里，肺移热于大肠，故肠风痔瘘，清脏热则腑热亦清矣。即烧烟熏之亦妙。或蛊毒、蛇毒，于饮食中得之，咽不下吐不出者，以一两煎服多用于汤剂，则吐。

按：嗽痰属寒者勿用。

［批］清肺热。

青木香

即马兜铃之根也。味苦，性寒，微辛，有毒。

能吐能利，不可多服。煮汁服，可吐蛊毒鬼疰。捣末水调，涂疔肿、热毒、蛇毒，日三次，立瘥。亦可敷瘑痒秃疮。又能散气，故疝家必需。

［批］毒能攻毒。

白蔹

味苦，辛，甘，性寒。形如卵而长。反乌头。一种赤者性同。

苦能泄，辛能散，甘能缓，寒能除热。敷一切痈疽恶毒，及面上疮泡、刀箭伤凡金伤入肉者，同丹皮或半夏为末，酒服，杀火毒，搽冻耳同黄柏末油调，生肌止痛。敛疮方多用之每与白及相须。亦治妇人阴肿，系外科要药。若痈疽已溃，不宜服，以其性寒也。

［批］生肌止痛。

白头翁

味苦、辛、寒，入胃与大肠血分。

能外治温疟[1]、寒热、瘰疬、诸疮，内治热毒、血痢、牙疼、鼻衄、诸血皆辛散除热之功也。并疗阳狂、癥瘕积聚、腹痛、阴疝偏肿、百节骨痛寒凉血，苦坚肾而然。有风反静，无风则摇，近根处有白茸。得酒良。

［批］泻热凉血。

---

[1] 温疟：中医病证名。内有伏邪，至夏季感受疟邪所致一种疟病。《素问·疟论》："此先伤于风，而后伤于寒，故先热而后寒也，亦以时作，名曰温疟。"《金匮要略》："温疟者，其脉和平，身无寒但热，骨节疼烦，时呕。"

常山

味辛、苦，大寒，有毒，入肝、脾二经。多酒炒透，用一二钱亦不吐。

其性暴悍，能逐老痰积饮，善散山岚瘴疠之气，所以疗痰饮有灵，截疟疾必效_{疟成于痰}。其苗茎叶，名蜀漆，功用略同_{古方有蜀漆}散，取其苗，性轻扬，发散上焦邪结。同甘草水拌蒸。

按：二物能损真气，弱者慎用。

［批］截疟除痰。

牵牛子

又名黑丑。味辛有毒，入肺、大、小肠三经。酒蒸研细。

属火善走，入肺经，泻气分之湿热_{肺主气}。火能平金而泄肺。治水气在肺、喘满肿胀，及大肠风秘、气秘。利大小便，杀虫_{有毒}，坠胎_{辛热}。若湿热在血分，胃弱气虚者禁用。诸证应用药物，和平而神良者不少，何必用此毒物哉！东垣戒人勿用_{宜信}。有黑白二种，黑者力速，取子舂①去皮用_{得木香、干姜良}。

［批］泻肺经湿热。

威灵仙

味苦、辛、咸，气温，入膀胱经，忌茶茗面。

辛泄气，咸泄水，此风药之善走者也，能宣五脏，通行经络，

---

① 舂（chōng 冲）：用杵臼捣去谷物的皮壳。

治痛风^①<small>辛能散邪</small>，去腹内冷滞、心膈痰水、一切黄疸、浮肿、湿证<small>咸能泄水</small>，化癥瘕积聚<small>咸能软坚</small>。凡病风湿痰饮<small>采得根，阴干捣末，空腹酒调服二钱，可加至六钱，微利两行，则病除停药</small>，其性峻利，气壮者服之，有捷效。久服损真气，虚弱者宜以调补药兼之，否则走气耗血。

［批］行气祛风。

百部

<small>味苦，微温。取肥实者，竹刀劈去心皮，酒浸焙用。</small>

润肺散热，清痰下气，诚久嗽寒嗽之要药<small>天冬治肺热嗽，此性温，治肺寒嗽，为不同也</small>。治传尸骨蒸、疳积、疥癣<small>皆有虫，味苦能杀</small>、发虱<small>同秦艽为末，烧烟熏之</small>。脾胃虚者须同补药用。

［批］润肺杀虫。

茜草

<small>亦名过山龙。味苦、酸，微寒，入心包、肝二经。忌铁。</small>

色赤入荣，血中要药。其性凉，故止动血。治劳伤吐衄时来，虚热崩漏不止。其味苦，故行滞血，疗乳痈、跌扑血凝，消瘀通经<small>酒蒸一两，通经甚效</small>。若气虚脾寒及血少者，勿用<small>气虚不能摄血，脾虚不能统血</small>，以苦寒伤胃也。

［批］行血止血。

海藻

<small>味苦、咸，寒，入肾经。反甘草。</small>

---

① 痛风：中医病证名。即痹证之别名。

咸润下而软坚，寒行水以泄热。消瘰疬瘿瘤、阴癥①、结核腹病曰疝，丸病曰癀，音秃、一切坚聚咸以软坚，通癃闭，除水肿行十二经之湿邪。略洗咸水用其用在咸，不得过洗。

［批］泻热软坚。

海带

下水消瘿，功同海藻，而多用可以催生。

［批］下水消瘿。

昆布

破顽痰、结气，消水肿、瘰疬、阴癥、噎膈含之咽汁。

按：昆布之性雄于海藻，若多服，令人瘦削。

［批］破结滞。

蓖麻子

味甘、辛，性热，有毒。

其力长于收吸，故拔病气出外，迫脓取毒，能出有形之滞物。涂口眼歪斜牵正即去，久则反损，下胞孕胞衣捣涂足心下，速洗去，不尔，则子肠出，即以此膏涂头顶。只可捣膏外贴，决不可服食用此奏效者甚多。

［批］拔毒出有形滞物。

---

① 阴癥：中医病证名。亦称阴疝，睾丸疝气。症见睾丸卒然收缩入腹中，急痛欲死，阴囊、睾丸肿大偏坚，或少腹两旁隆起有形，并兼有腹痛等。多因肝肾受寒所致。

凤仙花

俗名指甲花。其色不一，有小毒，味微苦，性微温，有毒。

子名急性子。治产难，下胞胎，开噎膈，化骨鱼鲠俱研末，水调服。

[批] 性急能开。

白附子

味辛，温，有毒，入胃经。皱纹有节，长寸许，炮去皮尖用。

性热纯阳，能引药上行，去头面游风阳明之脉荣于面，消面斑疵作面脂用。治中风失音、风痹痰厥，去湿逐寒，小儿急惊之要药也。但性温燥，凡阴虚似中风证，小儿脾虚慢惊，并宜切忌。

[批] 祛风湿面疾。

天名精

味甘、辛，寒，入肺经。根名杜牛膝，同功。

辛能破血，寒能止血。治吐衄、痰热、乳蛾①、喉痹、小儿牙紧、急慢惊风痰热血热之患。解毒杀虫，砂淋、血淋方载本门，下瘀血血癥破血，而血亏体弱者忌用。

[批] 泻热破血，吐痰解毒。

---

① 乳蛾：中医病证名。咽痛，咽部之旁肿起，形如乳头或蚕蛾。

鹤虱

味苦、辛，有小毒。

大能杀五脏虫，凡蛔、蛲虫啮腹痛面白唇红，时发时止为虫痛，肥肉汁调末服。是天名精子，炒熟则香，研末，任合丸散用。

［批］杀虫。

藜芦

味苦，微寒，入脾、胃二经。反细辛、芍药、诸参、诸酒，若同酒即杀人。畏葱白。

有宣壅导滞之力。邪气热痰闭塞膈上，昏迷不省，用此以吐之苦为涌剂，入口即吐。吐不止者，服葱汤即止，即一时获效。疗蛊毒、喉痹亦须用吐。

按：藜芦有毒善吐，凡上焦有老痰，或中蛊毒，止可借其宣吐，不然，切勿沾口，以致大损津液也。

［批］引吐。

续随子

一名千金子，味辛，温，有毒，入肾经。研细，纸包捶出油。

性主攻击，刻不容缓。能行水破血，消积聚胀满，利二便，通经滞辛温之用，治蛊毒、鬼疰、疥癣、恶疮以毒攻毒。以上诸证，各有成病之由，当求其本，不可概施。

按：脾虚便滑者，服之必死此大戟、甘遂之属，长于利水，用之得法，乃为要药。

［批］行水破血。

泽兰

味苦、甘、辛，入肝、脾二经。

苦泄热，甘和血，辛散郁，能入血分，行而带补，为妇科要药。治胎前产后诸血不调，破瘀血，理月经，化癥瘕，除腹痛，及产后血涩腰痛_{去瘀生新之效}，散水肿_{防己为使}，疗扑损、头风目痛_{血虚有热}，追痈肿疮脓，长肉生肌_{行气和血}，气味和平，诸病悉效，服之无偏胜之恐。

［批］行血和血。

蒲公英

一名黄花地丁。味甘平，入脾、胃二经。

化热毒，解食毒，散滞气，消肿核。专治乳痈_{乳头属厥阴，乳房属阳明}。同忍冬煎，少入酒服，外用捣敷。亦为通淋妙品。

［批］解毒治乳。

萱草

花、叶气味甘而凉，入心经。

《诗》作谖草。树此玩此者，可解忧思。孕妇佩其花，可以生男。能利水快膈，除烦渴酒疸，根治砂淋带浊_{捣汁服}，疗吹乳、乳痈肿痛_{擂酒服}，以渣封之。

［批］解忧生男。

山慈菇

味甘、辛，寒，有小毒，入胃经。

散热解毒。治痈疽、疔疮、瘰疬、结核_{醋磨频涂，内用酒煎服}，解诸毒、蛇虫狂犬伤_{用酒调服}。根与慈菇、小蒜相类，去壳用_{出处州遂昌县洪山，无毛，有毛者伪也}。

［批］泻热解毒。

漏芦

味咸、苦，性寒，入肺、胃、大肠、小肠四经。

咸软坚，苦下泄，寒胜热。治一切风热恶疮、痈疽、痔瘘等毒，排脓生肌_{苦寒}，通经、下乳，疗折伤，续筋骨，止遗溺、泄精，及预解时行痘疹毒_{以寒胜热，又能入阳明也}。若孕妇与阴证疮疡平塌下陷者，禁用_{出闽中，茎如油麻、枯黑如漆者真}。

［批］散热解毒。

刘寄奴草

味苦、辛，温，入血分。

苦能降，辛温能行。主破血下胀，通经除癥。治产后余血、小便血淋、损伤瘀血_{行瘀迅速，用为散，或茶或酒调服}。捣敷金疮出血不止，疗汤火伤_{凡汤火伤，先以盐末厚铺，则护肉不坏，次以糯米浆调寄奴末，鸡翎扫上，不痛且无痕，大效}。

按：气血两虚，脾胃虚泄者勿服。

［批］破血止血。

马勃

味辛，气平。

体性轻虚，清肺解热东垣普济消毒饮用之。**治喉痹、久嗽**肺热。**外用敷一切毒疮**生湿地朽木上，状如肺肝，紫色虚软，弹之粉出，取粉用。

［批］泻热疗疮。

蕺

俗名鱼腥草。味辛气温，入肺经。

生下湿之地，得阴中之阳。治痰热壅肺，发为肺痈，吐脓吐血之要药清肺。**疗大肠湿热，盛则为痔疮**用此煎汤熏洗，滓敷患处，以肺与大肠相表里也。**但辛温散气，多服令人气喘。**

［批］内治肺痈外治痔疮。

孩儿茶

味苦涩，气寒，无毒。

清膈上烦热，化痰生津味苦。**治金疮流血，及一切诸疮，生肌、定痛**茶苦本凉，又得土中之阴气，能凉血清热。**又主渗湿收敛**苦能燥，涩能敛。用细茶末，入竹简中，埋乌泥沟中，日久取出，捣汁熬成，润者良。云南暮云阳造之。

［批］清热生津。

败草

墙上朝东，或茅屋上陈草，久受寒暑雨露、日月精华之气，解毒渗湿最效。

善解痘毒，或痘烂，脓水不干，痒痛不止用草，或晒或焙，研细敷疮，或衬席间，睡于上，毒解而疮即愈。

［批］外解痘毒。

蚤休

味苦，寒，有毒，入肝经。

其根似肥姜。治惊痫摇头弄舌，一切湿热疮毒或磨酒饮，或磨醋服。歌云：七叶一枝花，深山是我家。痈疽如遇此，一似手拈拿。观此，善治痈疽之功见矣。

［批］善治肺痈。

卫矛

一名鬼箭羽，乃天麻之苗。

遣邪祟，隔瘟疫故名鬼箭，通月经，破癥结，下胎妊，消风肿，去白虫。但无补益，不可多服。

［批］除邪化滞。

马鞭草

味苦，寒，无毒，入肝、肾经。

破血通经，消胀化癥。治一切杨梅、痛疽、恶毒，杀诸虫，除阴肿煎汤熏洗，捣敷患处。

按：此草以驱逐为长，疮证久溃而虚，及脾胃弱者，斟酌用之苗叶似菊，梗似鞭，花紫。

［批］破血解毒。

水萍

味辛，无毒，入肺经。

轻浮入肺，能发扬邪汗发汗甚于麻黄。治一切风湿瘫痪浮萍一味，蜜丸酒服，利小便，消水肿气化及于州都，止肤痒疮癞煎汁浴。背面俱青而小者名藻，面青背紫者名萍。入药用萍，七月半采，晒干研末用。体虚者禁用。

［批］发汗利水。

茵芋

味辛、苦，微温，有小毒。

治风湿拘挛痹痛辛散风，苦燥湿。古方治风痫风痹多用之。茎赤，叶如石榴短厚，茎叶炙用。

按：血虚似中风者，宜与温补药同用。

［批］去风湿。

大青

味苦、咸，大寒，入心、胃二经。

治天行①时疾、热狂阳毒发斑_{热甚伤血，里实表虚则发斑，同犀角用，}疗黄疸、热痢、痈肿、丹毒②、喉痹、烦渴_{寒胜热也。}脾胃虚弱泄泻者勿用_{处处有之，高二三尺，茎圆叶长，叶对节生，八月开小红花成簇，实大如椒，色赤，用茎叶。}

［批］泻心胃热毒。

黄药根

色黄味苦，无毒，入肺、肝二经。

外科多用治咽喉痹塞_{经曰：一阴一阳结为喉痹。一阴者少阴君火也，一阳者少阳相火也，解君火则相火自不妄动而愈，}疗诸恶疮疽、蛇犬咬伤_{生捣取汁，可含可涂。}子肉味酸，消瘿甚捷_{浸酒饮，见效即止，否则项缩。}

［批］泻火治喉痹诸疮。

荠苨

味甘性寒，入肺、胃二经。

和中止嗽_{寒利肺，}解百药毒_{甘也。}治消渴，强中③_{渴症下消，茎长兴盛，不交精出，名强中。消渴之后，发为痈疽、}痈肿疔毒。

［批］和中解毒。

---

① 天行：中医病证名。指由天地间的疫毒疬气流行传播而引起的传染性流行病。
② 丹毒：中医病证名。又名丹熛、天火、火丹。初起患部鲜红如涂丹，边缘清楚，局部灼热感，痒痛间作，迅速蔓延扩大，发热恶寒，头痛口渴；甚者可见壮热烦躁、神昏谵语、恶心呕吐等毒邪内攻之症。发无定处者名赤游丹，发于头部名抱头火丹，发于小腿者名流火。发于上者多为风热化火，发于下者多为湿热化火，亦有外伤感染所致。
③ 强中：中医病证名。指阳强不痿，不自觉地有精液溢出，或不能泄精。

山柰

味辛，气温，入胃经。

温中辟恶。治心腹冷痛、寒湿霍乱、风虫牙痛。生广中，根叶皆如生姜，入合诸香。

［批］温中除寒。

紫花地丁

味辛、苦，而寒。

治痈疽、发背、疔肿①、瘰疬、无名肿毒。

［批］泻热解毒。

甘松香

味甘，气温，入脾经。

芳香理气，能开脾郁。治腹满痛、齿䘌②、脚膝气肿③煎汤淋洗。但芳香散气，多用晕④人。

［批］理气醒脾。

---

① 疔肿：指疔疮与痈肿。
② 齿䘌（nì）：指齿内生小虫。虫食病。
③ 气肿：中医病证名。指水肿以气滞为主者。《诸病源候论·气肿候》："气肿者，其状如痈，无头虚肿，色不变，皮上急痛，手才着，便即痛，此风邪搏于气所生也。"《丹溪心法·水肿》："气肿者，皮厚，四肢瘦削，腹胁胀膨。"
④ 晕：本义为日月周围的光圈。做动词，为使动用法。

地肤子

味苦寒，无毒，入脾经。

益精强阴。入膀胱，除虚热，利小便，疗淋疝^①，散恶疮，去皮肤风热_{煎汤洗}。苦燥湿，寒胜热，治目雀盲涩痛_{频频煎洗，滋阴之效}。叶如蒿，茎赤，子类蚕沙。

［批］补阴利水。

石韦

味苦、甘，微寒，入肺经。

清肺金以滋化源，故通膀胱而利水道。治五劳_{清热}、崩、淋、发背^②_{炒末、冷酒调服}。生石荫_{柔韧如皮，背有黄毛，去毛炙用}。

［批］补劳通淋。

天仙藤

味苦，气温，青木香藤也。

疏气活血，治妊娠水肿_{天仙藤散，治妊娠子肿}。叶似葛而小，有白毛，根有须，四时不凋。

［批］活血消肿。

---

① 淋疝：指淋病与疝气。

② 发背：中医病证名。指发于背部的疮疡。因发病部位不同又分为上发背、中发背、下发背，或上搭手、中搭手、下搭手；因形态不同又分为莲子发、蜂窝发。见《刘涓子鬼遗方》。

烟草

味辛，气温，有小毒。

治风寒湿痹，行滞气停痰，辟山岚瘴雾。其气入口，即周一身，令人通体俱快，似乎通气血而畅荣卫者矣。人以代茶、代酒，终身不厌，厌则病来，嗜则病去。然火气熏灼，阴亏者，更损神耗血，人自不觉耳。

［批］快气辟寒。

苎麻根

味甘，气寒而无毒。

补阴解热，破瘀凉血。治时疫热渴狂叫、胎动下血、诸淋、血淋寒能胜热，凉血之功、赤游丹毒、痈疽发背、金疮①折伤内煎服，外捣贴。汁能化血为水。皮与产妇作枕，止血晕；安腹上，止血气痛散瘀之功。服金石药燥热，饮下立除。

［批］泻热散瘀。

凌霄花

味酸，气寒，入心包、肝经。一名紫葳。

入厥阴血分，能去血中伏火。治崩、带、癥瘕、产后余疾、血闭②、血淋、风痒破血去瘀，凉血、活血之功。女科多用，孕妇忌之藤生

---

① 金疮：中医病证名，亦称金创。指刀刃箭镞等金属器刃所致的身体创伤。

② 血闭：中医病证名。即闭经的别称。

花，开五瓣，黄赤有点，不可近鼻，闻能伤脑。

［批］泻血热。

景天

一名慎火草。味苦酸，无毒，入心经。

大寒纯阴之品，入离宫^①而清热毒。疗火疮，治游风_{煎汤浴}、金疮、蛇伤俱效，热邪、蛊毒并除。

按：中寒者服之大害，唯外涂不妨耳。

［批］泻热治大疮。

芦荟

味苦寒，无毒，入心、肝、脾三经。

禀阴寒之气，能除一切邪热，明目，除惊_{泻火}，疗五疳^②，杀三虫_{湿热所致，寒除热，苦燥湿}。

按：性寒，脾虚者禁用。

［批］大能泄热。

---

① 离宫：指在国都之外为皇帝修建的永久性居住的宫殿。此代指心。因离为离卦，代表火，五行中心属火，心属君故也。

② 五疳：中医病证名。指心疳、肝疳、脾疳、肺疳、肾疳五种疳证的合称。《小儿药证直诀》："疳证有五，谓五脏所受，故得其名。"《诸病源候论》卷十八："五疳，一是白疳，令人皮肤枯燥，面失颜色；二是赤疳，内食人五脏，令人头发焦枯；三是蛲疳，食人脊膂，游行五脏，体重浮肿；四是疳䘌，食人下部，疼痒，腰脊挛急；五是黑疳，食人五脏，多下黑血，数日即死。"

芦茅根

味甘，寒，无毒，入脾经。

甘益胃，寒降火。治噎膈、反胃、消渴、呕逆皆胃热之患、伤寒内热，止小便频数亦有属热者。

按：性寒，以上诸证属寒者，切勿误用根取土之中者，若露出水面者损人，笋性更佳。花白，名蓬茸，主霍乱危急，煮汁吞饮即安。

［批］泻火。

卷柏

俗名万年松。味辛、甘，温、平，微寒。

通经脉。治癥瘕、淋、结宜生用以破血，疗脱肛、肠风及一切血热妄行宜炙用以止血。生石上，拳挛如鸡足。

［批］生行血炙止血。

兰叶

味辛，平，无毒，入肺经。

开胃清肺，散瘀消痰肺气结，辛平散之；胃痰癖，芳香除之，利水止渴肺气清也，生津润肤火不克金之效。

按：兰清芳，能清辛金，建①产为上，江、浙次之，但今不恒用耳。

［批］清金开郁。

---

① 建：指福建。

王瓜

即土瓜根。味苦，寒，无毒，入心、肺、膀胱三经。

泻热，除毒，燥湿。治天行、热痰、发狂、遗尿、黄疸捣汁饮，化血结坚癥，瘀血月闭[1]破血，去湿痹，故痈疽、下痢赤白杂来湿热，利二便利水，下乳汁单服。以上俱宜根煎服，疗伤寒发斑调伏龙肝末服。根似栝楼，味如山药，根子通用，唯少为奇，多则吐下。

[批] 泻热利水行血。

---

① 月闭：中医病证名。闭经的别称。

竹木部

淡竹叶

味甘淡，微寒，无毒，入心、脾二经。

气味轻清。除上焦烦热_{叶生竹上，}故治上焦，疗咳逆喘促，消痰止渴_{凉心经}，清肺胃解热狂、喉痹、虚燥不眠，止吐血，利小水_{寒凉之效。}心热退，故小水亦清，中风失音，小儿惊痫_{痰热}。竹能损人，中病即止，多服坏胃。

［批］泻上焦烦热。

竹茹

味甘，微寒，入胃经。

虽与竹叶同本，然得土气居多。治噎膈呕逆、胎前恶阻_{因胃}热者宜用，疗吐衄崩中_{血热}、肺痿唾脓、小儿癫痫_{清火}、胎动不安_凉胎气。

按：皮入肺，主治上焦_{刮去青皮，}用第二层。

［批］泻热凉血。

竹沥

味甘，性寒而滑。

养血补阴，消风降火竹之有沥，犹人之有血也，故补阴清火。治中风口噤、小儿惊痫由阴虚火旺，煎熬津液成痰，壅塞气道经络，以致拘挛。仗此流利清凉，则热痰去，而诸症自瘳。为中风要药、胸中烦闷、口渴、孕妇不安妊娠苦烦名子烦，服竹沥或加茯苓。若胃虚肠滑、寒痰、湿痰，不可用；即用，加姜汁佐之。

［批］清火润燥。

天竹黄

味甘，微寒，入心、肝经。

凉心经，去风热。治中风不语，客忤①，惊痫化风痰热痰，养心明目寒除虚火。功与用竹沥相仿，但性稍缓，无寒滑之患。出海南，大竹之津气结成即竹内黄粉，片片如竹节者真。

［批］清痰凉血。

雷丸

味苦，寒，有小毒，入胃、大肠经。

唯治男子，不治女人。消积杀虫小儿宿食生虫，作膏与食，并疗胃

---

① 客忤：中医病证名。亦称客忤、中客、中人、中恶、痓忤、卒忤。指小儿骤见生人、异物，或骤闻巨大声响，突然惊叫啼哭，甚或面色变异，不省人事，呕吐涎沫，喘息腹痛，腹泻，手足瘛疭，状如惊痫。多由于小儿真元不足，神气未定，外邪客气乘之，波及神明，影响脾胃所导致。

中实热、痰火癫狂、百邪恶气^①禀竹之余气，得霹雳而成，故名雷丸。择肉之白者可用，赤者杀人。甘草水浸一夜，去皮，酒拌蒸。

［批］消积杀虫。

荆沥

味甘，平，入胃经。

除风热，化实痰虚痰用竹沥，开经络，行气血。治中风失音、痰迷寒痰惊痫、眩运、烦闷，为去风化痰妙药热多用竹沥，寒多用荆沥，并宜姜汁助送，则不凝滞。牡荆俗名黄荆，截取一尺，用火炙，取汁用。

［批］行经络除痰迷。

肉桂

味辛，甘，性大热，有小毒，入肝、肾、命门三经。

益阳消阴，补相火两肾中间乃真火也，人有此火，则糟粕化而脾肾旺矣。治沉寒痼冷、脐腹腰足冷痛，通血脉，导百药辛能散，热能行，抑肝扶脾木盛克土，辛散肝风，甘益脾土，脾虚恶食命火不足，不能生土，湿盛泄泻土为木克，不能防水。降虚火，补下焦元阳同参附、地黄用，化产后瘀血腹痛，及痘疹虚寒不起同当归、川芎用。利关节，托痈疽能引血成脓，截疟疾将发时用钱余噙口中，通经堕胎辛热能动血也。出交趾^②者为上，

---

① 恶气：指六淫或疫疠之气，致病的邪恶之气。《素问·四气调神大论》："恶气不发，风雨不节，白露不下，则菀槁不荣。"或由于气血阻滞而产生瘀浊的一种病理性产物。《灵枢·水胀》："癖而内著，恶气乃起。"
② 交趾：古代地名。又名"交阯"。位于今越南北部红河流域。

次出岭南^①桂州^②。以肉厚气香、色紫、甘多辛少者佳。去粗皮用_{其毒在皮}。忌生葱。临用方锉，见火无功。

［批］大补命门相火。

桂心

入心、脾二经，用桂重去外皮，取肉用。

苦入心，辛走血。治腹内冷痛_{辛热}、九种心疼^③_{邪正相激，故令心疼}。托痈疽痘疮_{灰塌凶证同丁香用}，补劳伤，健腰膝_{胃肝两足}，疗风痹_{养肝}，化噎膈_{补火}。功用与桂相同，唯入心脾为多。

［批］补阳活血。

桂枝

味辛、甘，气温，入膀胱、肺二经。

味薄体轻，升浮树巅，故上行头目，横行手臂。治伤寒寒热

---

① 岭南：古代地名。亦谓岭外、岭表。泛指五岭以南地区，包括今广东、广西、海南三省及越南北部地区。

② 桂州：古代地名。南朝梁天监六年（507）置，治所在武熙县（今广西柳州市西南）。辖境相当于今广西龙胜、永福以东和荔浦以北地区。

③ 九种心疼：又作九种心痛。《备急千金要方·心腹痛第六》："一虫心痛，二注心痛，三风心痛，四悸心痛，五食心痛，六饮心痛，七冷心痛，八热心痛，九去来心痛。"《张氏医通·诸痛门》："心痛分为九种：曰饮、曰食、曰气、曰血、曰冷、曰热、曰悸、曰虫、曰疰。"《医学心悟》卷三："心痛有九种：一曰气、二曰血、三曰热、四曰寒、五曰饮、六曰食、七曰虚、八曰虫、九曰疰，宜分而治之。"

无汗调和荣卫，邪无所容，遂自汗而解，亦唯有汗者宜之。若无汗，当以发汗为主。故曰：无汗不得服桂枝，有汗不得服麻黄也。中风自汗此属阳虚，用之为君，佐以白芍、甘草，加姜枣为桂枝汤，能和荣实表，非桂枝能闭汗孔也。疗手足痛痛风有风痰、风湿、湿痰、湿热、瘀血、气虚、血虚之异，随证立方，加桂枝作引经、胸胁疼痛胁属肝，桂能平肝。

按：桂性偏阳，不可误投。如阴虚及一切血证无表寒者，均当忌之。

［批］治伤风寒。

茯苓

味甘、淡，平，无毒，入心、肾、脾、胃、小肠五经。

假松脂之余气，得坤厚之精英，为脾家要药。益脾甘温除湿淡渗，入肺泻热色白入肺，而下通膀胱以利水上行入肺，以清化源，而后下降利水，使热从小便出也。调荣血理卫气，定魄清肺以藏魄安魂养肝以藏魂，除咳嗽保肺、惊悸心肝不足、心下结痛、膈中痰水脾虚、呕吐胃经湿热，口燥胃火。疗水肿、淋沥、泄泻渗湿、遗精益心肾之功，若肾水亏寒者，又所忌用。小便结者能通，多者能止湿除自止。生津止渴湿热去则津生，补阳安胎胎系于脾，脾健则胎安。

按：茯苓补少利多，多服损目。阴虚者、久弱者，不宜服。若多用人乳拌晒，以减淡渗之势，亦能补阴。

茯苓皮 功专行水。治腰以下水肿肤胀五皮散用之。

赤茯苓 专利湿热，全尤补益。痘疮灌浆时，赤白二种俱忌服。

［批］补脾利水。

茯神

　　主治略同茯苓，唯入心之用多。开心益智，安魂养神。治心虚惊悸、怔忡健忘。即茯苓抱根生者_{以其抱心，故能补心}，去木用。茯神心木，名黄松节，疗偏风^①歪斜、诸筋挛缩_{心木一两、乳香二钱，石器炒研，每服二钱，木瓜汤下，治一切筋挛疼痛。乳香伸筋，木瓜舒筋也}。

　　[批] 补心。

琥珀

　　_{味甘，平，入心、肺、脾、小肠四经。}

　　松脂入土，千年而成，宝也。宁心定魄_{成于坤象}，消瘀血，破癥瘕_{色赤入血，同辛温药用}，生肌肉_{敛涩}，利小水_{味淡清肺}，治五淋_{淡渗也}，燥脾土_{甘能补土}，明目磨翳。以摩热拾芥者真_{市人以青鱼枕伪之，亦能拾芥，宜辨}。用柏子仁末入瓦锅同煮，捣末用。

　　[批] 安神散瘀。

松节

　　_{味苦，性温。}

---

① 偏风：中医病证名。亦称偏枯，是中风的别名。多由于风邪乘虚客于躯体的偏侧所致。出《素问·风论》。《诸病源候论·风病诸候》："偏风者，风邪偏客于身一边也。人体有偏虚者，风邪乘虚而伤之，故为偏风也。"《世医得效方》卷十六："偏风牵引双目歪斜，泪出频频。"

主治骨节间风湿作痛<small>以节入节</small>。浸酒更良。

松脂 苦甘性燥，祛风去湿，生肌止痛，熬膏多用之。塞牙孔杀虫。

松毛 煮汁酿酒，亦治风痹脚痛，能生毛发。悬挂辟瘟疫气。

子 味甘气温，性和无毒。补少气虚弱，兼驱风痹，补精<small>味甘</small>，补形<small>气温</small>。久服轻身延年，唯此足以当之。

［批］燥湿去风。

柏子仁

<small>味甘，性平，无毒，入心、肝、肾三经。畏菊花，炒去油。</small>

芬芳则脾胃所喜，润泽则肝肾俱宜。养心、滋肾、助脾、舒肝<small>香能舒脾</small>，又入肝经气分。益智宁神，平惊辟邪<small>养心</small>，聪耳明目<small>肾足</small>，益血止汗<small>养心生血，汗为心液</small>，悦颜色，泽皮肤<small>心肾交灌</small>，润大肠，利虚秘<small>润滑</small>。

按：柏子仁虽能滋阴养血，若欲培补根本，乃非所长。若痰多与泻者勿服。

［批］补心润燥。

侧柏叶

<small>味苦，性寒，入肝经血分。</small>

滋阴凉血。凡血热妄行、吐衄、崩、淋，服之立止<small>柏属金，可以</small>

制木。须炒黑用，可以止红。疗历节^①疼痛<small>日轻夜重名白虎历节风，亦风寒湿所致</small>。取侧者，宜酒<small>木皆向阳，柏向西，坚劲不凋，多寿之木，故元旦饮椒柏酒以增寿辟邪</small>。

［批］阴寒凉血。

枸杞子

<small>味甘，微温，入肝、肾二经。</small>

味重而纯，故能补阴；阴中有阳，故能补气。添精髓<small>补之以味</small>，强筋骨<small>肝主筋，肾主骨</small>，补劳伤<small>同地黄用</small>，去风<small>养肝</small>，明目<small>目为肝窍，瞳仁属肾</small>，利大小肠<small>阴润</small>，治嗌^②干、消渴<small>滋肾水足</small>。但性滑润，脾弱泄泻者，必以苓术相佐。以甘州^③所产红润少核者良，酒浸捣用。叶名天精草，苦甘而凉，清上焦心肺客热，代茶止消渴。

［批］温补肾肝。

---

① 历节：中医病证名。痹证的别称，亦称白虎风、历节风、痛风、痛痹。症见关节疼痛或肿胀畸形，疼痛剧烈，或游走不定，屈伸不利。《诸病源候论·风病诸候》："历节风之状，短气自汗出，历节疼痛不可忍，屈伸不得是也。"《太平圣惠方》："夫白虎风病者，是风寒暑湿之毒，因虚所起，将摄失理，受此风邪，经脉结滞，血气不行，蓄于骨节之间，或在四肢，肉色不变，其疾昼静而夜发，即彻骨髓酸疼，其痛如虎之啮，故名曰白虎风病也。"《圣济总录》："历节风者，由血气衰弱，为风寒所侵，血气凝涩，不得流通关节，诸筋无以滋养，真邪相搏，所历之节，悉皆疼痛，故为历节风也。痛甚则使人短气汗出，肢节不可屈伸。"

② 嗌（yì逸）：咽喉。

③ 甘州：古代地名。西魏废帝三年（554）改西凉州设置，治所在永平县，今甘肃张掖市西北，高台县以东弱水上游地区。清雍正二年（1724）改为甘州府，辖境相当于今甘肃张掖、临泽、山丹、民乐、肃南裕固族自治县及青海祁连县地域。

地骨皮

味甘，寒，入肝、肾、三焦、胆四经。

补正气，凉血及骨，使精气充足，而邪火自退_{与芩、连、知、柏苦}寒伤胃者不同。治五内邪热、有汗骨蒸_{丹皮退无汗骨蒸}，除在表风邪_{肝热}生风，非外感之风也、头风_{热退风息，肝肾同治}，胁痛_{清肝}，疗咳嗽_{清肺}，退肌热_{凡风寒散而未尽，作潮往来，非柴葛能治，用地骨皮走表又走里，而浮游之邪自散}，一切血虚劳热_{佐以青蒿}。甘草水浸用。中寒者忌之。

［批］泻热凉血。

山栀子

味苦，寒，入心、肺、胃、三焦四经。

轻飘象肺，圆赤似心，泻心肺之邪热，使之屈曲下行，从小便出_{非利小便也，乃肺清而气化行矣}。治实热，同三黄之类_{暂宜生用}；肺热鼻衄，同生地、丹皮之类_{宜炒黑用}。劫心胃火痛_{宜姜汁拌炒用}、胸中郁热、懊侬不眠_{去皮用}、肌表邪热_{留皮用}。疗吐血、血淋、血痢_{凡血证不可单用}寒凉。治实火之血，能顺气则血自归经。治虚火之血，能养正则气自摄血，解消渴_热郁、风热目疾_{肺热}、热厥_{厥有寒热二证}、黄疸_{加茵陈，去湿热}、呕哕_{属胃热}者姜汁炒、瘀血腹痛_{同元胡索用}。亦外治面赤、汤火疮疡肿痛_{皮膝属肺}。

按：苦寒损胃，尤火邪者勿用。

［批］泻心肺三焦之火。

黄柏

味苦，大寒，入肾经。

沉阴下降，泻膀胱有余之相火尺脉洪大有力，可炒黑暂用。除湿清热，治诸痿癃疾、遍体疼痛合苍术，名二妙散，为治痿妙药。若病在腰膝以下，加川牛膝，名三妙散，水肿、黄疸湿热、便闭用利水药不效者，所谓无阴则阳无以化也。东垣制滋肾丸，黄柏、知母各一两，酒洗焙研，加肉桂一钱二分为丸。妙方，疗热痢、痔血、肠风皆属湿热，宜炒黑用、诸疮痛痒、头疮研末傅之、口疮蜜炒研含，不效，宜用反治之法，参、术、甘草加干姜，甚者加附子或噙桂、附，引火归元、杀虫安蛔苦也。

按：黄柏苦寒，昔人称其补阴者，以热去则阴不受伤耳。乃不问火之虚实，见龙雷之相火一发，以知柏为滋阴，而不知天阴则雷火愈发，得太阳一照，火皆潜藏，当从其性而伏之，正所谓甘温能除大热也。或上焦有热证以拒之，宜用桂附冷服，下咽之后，热性发，可引火以自归也。若元阳既虚，而又用此苦寒，则脾胃坏，饮食减，泄泻作，生机遏绝，可悲也乎！

［批］泻相火清湿热。

山茱萸

即枣皮。味酸微温，入肝、肾二经。酒润，微火焙研。

味厚固精，味酸滋肝，性温而润，故于水木多功。强明助阳肝肾足也，定五脏，通九窍精气足则九窍通利，暖腰膝，缩小便肝肾足也，止遗泄味酸涩，聪耳耳通肾，明目瞳仁属肾，精气充满，涩带浊，调经收血酸以敛之。唯便涩阳旺者忌之。

［批］补肝肾涩精气。

杜仲

味辛、甘，入肝、肾二经。恶元参。制法详下。

甘温能补，微辛能润，色紫入肝经气分，润肝燥，补肝虚。子能令母实，故兼补肾健筋_{肝充}壮骨_{胃足}。治腰膝酸痛_{腰者肾之府，膝者筋之府，二者酸痛属肾虚}。每日用杜仲一两，半酒半水，煎服，待痊方止，永不复发，暖子宫，止梦遗，疗小便余沥、胎漏、胎堕_{方载保胎门}，皆气温性固之效_{欲补肾，盐水炒。欲补筋骨，酒炒。欲祛湿痹，姜汁炒}。

按：杜仲性温而不助火，可以久服。功专补肾肝，直走二经气分，牛膝直走二经血分，熟地补二经精髓之内，续断补二经曲节之间，故数味相须，为筋、骨，气、血佐使以成功也。若肾经火炽者勿用。

［批］补肝肾健腰膝。

女贞实

味苦，性平，入胃、肾二经。

禀天地至阴之气，凌冬不凋。益肝肾_{能养阴气}，解烦热、骨蒸、虚汗、消渴_{能平阴火}，安五脏，强腰膝，乌须发，明耳目_{肾足之效}。冬至采，酒蒸用。

按：脾胃虚寒，久服作泄。

［批］平补肝肾。

桑白皮

味甘微辛，气寒，入肺经。蜜炙用。

泻肺经有余之火邪_{火去则肺安，故云益气}。止咳嗽、喘满、唾血、热渴_{皆肺火也}，利二便_{肺与大肠相表里，又系水之高源，肺清则二经自安}，宽肿胀_{水利}，行水清痰_{肺中有水，则生痰而作嗽，除水气正所以泻其子也}。但气虚及风寒作嗽者慎用。分之为线，可缝皮破。

［批］泻肺热。

酸枣仁

味酸，平，入肝、胆，兼入心、脾四经。

甘酸而润_{凡仁皆润}，补肝胆而醒脾土_{炒熟酸温，香则醒脾}。治胆虚不眠，心虚自汗_{肝虚则胆亦虚，肝不藏魂故不寐。汗为心液，心虚则惊悸而易汗}，解渴除烦_{敛阴生津}，安神养血_{补心}，补脾嗜食_{补心火，生脾土}，并疗多眠_{多眠，胆实有热，宜生研末调服。不眠，胆虚有寒，宜炒用}。

按：肝胆二经，实而有热勿用，以其能收敛也_{炒研用，若经日久走气不效}。

［批］宁心补脾。

猪苓

味甘，淡，平，入肾、膀胱二经。去皮用。

甘助阳，淡利窍。通淋，消水肿，除湿，理脚气，解伤寒湿热、胎肿、子淋_{皆利湿之功}。然耗津液，多服昏目。

［批］行水。

厚朴

味辛、苦，气大温，入脾、胃二经。姜汁炒。

辛散结，苦泻热，温散寒。泻实满_{同枳实、大黄用}，消痰下气，苦以降也，散湿满_{同苍术、橘红，用平湿土之太过，辛而温也}，治反胃、呕逆、泻痢、冷痛、霍乱_{俱胃经寒湿之患}，温胃暖脾，化宿食，去结水，破瘀血_{辛温散滞之功}。然但可施于元气未虚、邪气方炽之时，若虚人、孕妇，并所忌耳。

[批] 下气散满。

槟榔

味苦、辛，气温，入胃、大肠二经。忌见火。

辛破滞，苦伏虫，温散邪，坠气至于极下。攻坚，去胀，消食，杀虫，下水，截疟。治痰癖[①]、癥结、瘴疠、痢疾、水肿、大小便气秘、里急后重悉辛温之功。形如鸡心，破之作锦纹者良岭南多瘴气，以槟榔代茶可解。若地无瘴气及气虚下陷者，所当避之。

[批] 泻气破胀攻坚。

川椒

味辛，性热，有毒，入肺、脾、胃三经。闭口者杀人。

禀纯阳之气，下达命门，益下而不冲上。盖导火归元，温脾暖胃。治三焦沉寒冷痼，消食除胀。疗心腹冷痛、泄泻、呕吐、水肿、痰饮。暖腰膝，缩小便皆补火之效、阴汗、泄精下焦虚寒，坚齿，明目能去翳膜，通血，安蛔，肾气上逆性能下行，温补下焦每日一十粒，最妙，最杀传尸劳虫研为末，每日米饮下三钱，服至斤许，虫自吐出。去目微炒用。若阴虚火旺，肺胃热者忌服。

[批] 补火散寒。

---

① 痰癖：中医病证名。指水饮久停为痰，流移胁肋之间，时有胁痛。《抱朴子·极言》："凡食过则结积聚，饮过则成痰癖。"《诸病源候论·癖病诸侯》："痰癖者，由饮水未散，在于胸腑之间，因遇寒热之气相搏，沉滞而成痰也。痰又停聚流移于胁肋之间，有时而痛，即谓之痰癖。"

椒目

即川椒子。味苦、辛。

专行水道，不行谷道。治水蛊，除胀，定喘行水，敛汗。可塞耳疗聋。

［批］利水。

胡椒

味辛，大热，有毒，入胃、大肠二经。

辛热纯阳，暖胃快膈，善走气分，温中下气。治寒痰、食积、肠滑冷痢、阴毒、腹痛、吐酸水、呕逆、胀满胃寒之患。杀一切鱼肉毒。食料宜之。多食动火，发痔疮脏毒，齿痛目昏。

荜澄茄　一类二种，主治略同。

又一种花椒，肉薄色黑，专于杀虫。治干疥虫癣。外科用之，不作汤服。

［批］燥热暖胃。

吴茱萸

味辛、苦，大热，有小毒，入脾、胃、肝三经。盐汤泡数次用。

辛散燥热，润肝暖脾。治肠胃久泻、心腹寒痛及小腹阴毒切痛①、厥阴头痛、呕逆吞酸亦有宜降火清痰，俱用此作向导。以上诸症，悉属

_____

① 切痛：拘急疼痛。

寒。疗痞满、食积噎膈_{胃冷}、脚气水肿_{苦燥湿}、口舌生疮_{为末，醋调贴}足心，引热下行。陈者良。止呕_{黄连水炒}，治疝_{盐水炒}，治血_{醋炒}。

［批］祛寒湿。

皂角

_{味辛、咸，温，有小毒，入肺、肝、胃三经。去粗皮及弦与子，酥炙用。}

辛温能散，咸能软坚，通上下关窍_{用末吹鼻}。搜风_{金胜木、燥胜}_风，善吐风痰_{皂角末五钱，白矾二钱半，每用一钱，温水调灌，即昏迷者吐痰而}_醒，可下结粪①_{以末入蜂蜜炼紧，捏成导箭，插入谷道，即下}。治咽喉痹塞_为_{末吹之}，辟邪逐疫_{合苍术焚之}，散肿消毒_{涂之数之}，杀虫下胎，疗脱肛肿痛_{烧烟熏之}。可入丸散，不入汤药。若似中风，由于阴虚者禁之。

皂角刺 治溃疡。能引诸药直达疮处成功。其性锐利，为痈疽、妒乳、疔肿未溃之神药。凡疮已溃，及孕妇，俱忌之。嫩刺米醋熬，涂癣有效。

皂角子 功用与皂角同，通大便燥结。煅存性用_{取辛以润之之义}。又有一种皂，小如猪牙者，功用与大皂角同，但逊猛烈耳。治齿，取积。作散熬膏。可疗肿痛。

皂角树 性能消铁，不可烧爨②。若不结皂角者，凿孔，入铁封之，结而不落者，以草绳缚之。

［批］通窍搜风。

肥皂

_{味辛，气温。}

---

① 结粪：即便秘。

② 爨（cuàn 窜）：灶，烧火煮饭。

除风湿，去垢腻_{澡身妙}。疗一切无名肿毒有奇功_{凡肿毒用生肥皂，}去子弦，捣烂，以酽醋①和敷，不愈再敷，奇验。若仓卒无药者，取用甚便。

［批］解肿毒。

棕榈

即棕也。味苦性涩。

苦能泻热，涩可收脱。烧黑_{存性}善止血_{凡红，见一切黑者即止}。治吐衄下血_{同侧柏、卷柏烧黑}，或饭丸，或煎服，能止远年下血、血痢、崩、带。一切失血久而多者，初起未可遽用_{年久败棕尤良}。宜与发灰同用。棕子九月采，阴干入剂，其功用与棕同。亦宜炒黑用。

［批］止血。

枳实

味苦酸，微寒，入肝、脾二经。麸炒。

性实暴猛，功能破气。除心腹痞满、停痰，消宿食坚积，逐瘀血，祛滞气，解伤寒结胸，去胃中湿热_{悉气行之效}。佐白术治虚胀，助大黄下实邪。但损真元，无宿滞而气虚者勿用。

［批］大破滞气。

枳壳

气味功用，与枳实同，但性稍缓耳。

枳实性重，多主下行破坚。枳壳气轻，多主上行破气。利关

---

① 酽（yàn 燕）醋：浓醋。

节，止呕逆、痰结、咳嗽，开胸胁胀痛、水肿、湿泻、痢疾后重，疗肠风食积气行俱瘥。但苦泄辛散，唯利肺气之有余，宽大肠之壅滞而已。若虚怯者，最忌之。

［批］破气行痰。

槐角

味苦、酸，寒，入肝、大肠二经。微炒用。

苦寒纯阴，兼清心、肺、脾、肝、大肠之火。治心腹热痛、目赤热泪清肺止泪、止吐衄舌出血，为舌衄，炒研掺之、肠风、崩漏、痔疮下血、赤痢凉血之效。疗痔虫、阴疮、湿痒，一切杨梅、痈疽、恶毒血热生风之患。堕胎而善催生酒吞七粒。

花　味更苦，功用与槐角同，而清热尤效。

枝　主洗疮。

皮　主浴烂疮。

根　主噙喉痹。

叶　煎汤，治小儿惊痫、壮热、疥癣、疔肿。

按：槐性阴寒，脾胃虚寒作泻、阴虚内热者忌服。

［批］泻风热凉大肠。

苦楝子

味苦，寒，有毒，入脾、肺二经。

性苦寒，能入肝舒筋，引心包相火从小肠而下，为疝气要药去湿热也。杀三虫、疥癞，亦治瘟疫狂躁苦寒。脾胃虚寒者大忌。

根　味更苦，杀诸虫，尤善逐蛔。苦酒和涂疥癣甚良。川产者良，酒蒸寒因热用。

［批］泻湿热治疝杀虫。

蔓荆子

味苦、辛，入肝、膀胱二经。

气清体轻，所主者在风木之脏。治头痛、脑鸣_{太阳脉络于脑}，目赤_{肝热}、齿痛_{上下龈属阳明，风热故痛}，筋络拘挛_{筋属肝，能去寒热湿痹}。

按：上诸证，因于血虚有火者，宜慎用之。

［批］散上部风热。

五加皮

味辛、苦，温，入肾、肝二经。

除风湿_{温也}，壮筋骨_{苦也}，顺气化痰_{辛也}。治四肢拘挛、两脚痹痛_{养肝}、阴痿囊湿、小便遗沥、女人阴痒_{湿生虫}，明目_{肾足}，疗疝_{温去湿}。酿酒良。久服可以长生。

按：下部无风寒湿，及肝肾虚而有火者，皆忌之。

［批］去风湿壮筋骨。

干漆

味辛，温，有毒，入肝经。炒至烟尽为度。

功专行血杀虫，削坚结积滞_{化肠胃一切有形之物，辛温散结}，破凝结瘀血_{味兼咸，可入血分，瘀血化为水}，杀传尸劳虫_{毒以攻毒}，续筋骨绝伤_{损伤必有瘀血停滞}。外中其毒而生漆疮者，唯杉木汤、紫苏汤、蟹汤浴之可解。或用香油调铁锈涂之。

［批］化瘀消积。

密蒙花

味甘，平，微寒，入肝经。

甘能补血，寒能除热，专入肝经养荣和血。治一切目病，凡青盲、赤肿、赤脉、多泪、肤翳、畏日、小儿痘疮、风热、糜烂、云翳遮睛等证俱疗此为肝家正药，肝开窍于目，目得血而能视，故诸证皆愈。产蜀中，叶冬不凋。拣花，酒浸候干，蜜拌蒸三次，日干用。

［批］养肝血治目疾。

丁香

味辛，温，入肺、胃、肾三经。

温中快气，辟恶除邪。治胃冷壅胀、呃逆、霍乱、呕吐、泄泻、心腹冷痛、腰膝寒疼诸证皆属阴寒，疗齿疳䘌，痘疮灰白。

按：丁香暖胃，辛热而燥，非虚寒者勿用。有二种，小者力小，大者名母丁香，力最大也。忌见火。

［批］暖胃。

诃子

味苦、酸、温，入肺、大肠二经。酒蒸去核焙用。

泄气消痰肺气上逆，苦以泄之，敛肺降火酸以敛之。治冷气腹胀同陈皮、砂仁用，虚寒滑泄佐白术、莲子用。泄因湿热者忌之、肠风、脱肛、崩、带同乌梅、倍子用，皆取其酸涩，开音肺敛，止渴火降，除痰嗽喘急肺夹痰水，或被火伤，宜用苦酸、肠澼痢也，便血同樗皮用。然苦多酸少，虽涩肠，而泄气。若气虚及嗽痢初起，喘因火冲者皆忌。从番舶来，番名诃黎勒，岭南亦有。六棱、黑色肉厚者良。生用，清金行气，煨熟，温胃固肠。

［批］敛肺通肠。

乌药

味辛，温，入胃、膀胱二经。

辛温香窜，善行诸气。能疏胸腹邪逆胀痛、喘急、霍乱、反胃宿食<small>气逆之患</small>。治中风、中气<small>气顺则风散</small>、膀胱冷气攻冲、女人血气凝结<small>辛温</small>。凡七情郁结，气不流畅悉效。亦止小便频数<small>能温膀胱</small>，并疗猫犬百病<small>磨汁灌之</small>。

按：气血虚而内热者勿用。

［批］调气。

乳香

味辛，温，入心经。箬^①上烘油用。

去恶气，调气血，辛温通十二经络。能去风舒筋<small>筋不伸者，敷药加用</small>，解诸疮之毒，活血调气，托里护心<small>香彻疮孔，能使毒气外出，不致内攻</small>，恶痢腹痛<small>活血</small>，亦治癫狂<small>方载本门</small>。诸疮痛痒皆属心火，乳香生血主心，托毒外宣大有奇功。但辛香走窜气血，疮已溃者勿服，脓血多者勿敷。出诸番，明亮者良<small>市人多以枫香伪之</small>。性黏难研，用钵^②

---

① 箬（ruò若）：竹名。

② 钵（bō播）：洗涤或盛放东西的陶制器具。

坐热水中研之，或用灯心同研。

［批］活血解毒。

没药

味辛、苦，微寒，入肝经。制法同乳香。

苦能泄，辛能散，寒除热。散血平肝，破结气，通滞血，消肿解毒，定痛生肌。治一切恶疮、金伤跌折血滞则气壅，发为肿痛，金跌亦有瘀血，没药能行血，则气畅而痛自止、目赤、晕、翳肝经血热，破癥堕胎。

按：乳香活血，没药散血，故二者相须为用。凡身痛不由血瘀而因血虚，产后恶露去多，腹内虚痛，疮毒已溃，皆禁用之出南番，色赤类琥珀者良。治同乳香。

［批］散瘀解毒。

枫脂香

即白胶香。味辛、苦，入肝经。

活血解毒，外科敷贴要药。治一切痈疽、恶疮、瘾疹风瘙，齿痛、金疮或煎洗，成末掺，俱效。色白微黄，能乱乳香，功颇相近。

［批］调血解毒。

大枫子

味辛、苦，性热，有毒。

辛能散风，苦能燥湿杀虫，热能通行经络。世人用以治大风，厉疾及疥癣、癫毒诸疮，悉此意耳。但不宜多服常饵_{性热而燥，伤血}。用之外治，其解毒杀虫之功最验。出南番，子中仁白色，久则油黄无用_{或入丸药，压去油用}。

［批］外用治疮。

没石子

味苦，温，入肺、肾二经。

禀春生之气，兼秋收之性，生精安神。治梦遗精滑、阳虚乏嗣、腹冷虚痢。擦牙固齿_{补肾固气}，外收阴汗，可染须发_{合他药用}。出诸番，颗小纹细者佳，炒研用，虫食者去之。忌铜铁。

［批］涩精。

芜荑

味辛、苦，温，入肺、胃经。

辛散满，苦杀虫，温燥湿化食_{虫因湿而生，食因寒而滞}。治心腹冷积、癥痛、鳖瘕_{嗜酒人，血入酒为酒鳖。多气人，血入气为气鳖。虚劳人，败血杂痰为血鳖。如虫之行，或上侵人咽，下蚀人肛，或隐胁背胸腹，唯用芜荑炒，兼暖胃理气益血之药乃可杀之}。杀三虫，去寸白，除疳积，幼科取为要药，寒痢收为上品_{同诃子、肉蔻用}。疗胃有虫、食即作痛_{和面炒黄为末，米饮下}。然多服损胃。陈久气膻者良，经火煅过用。

［批］消积杀虫。

木鳖子

味苦、甘，大寒，有大毒。

散血热，除疮毒。治痈疽、乳肿、痔漏、一切无名肿痛用醋磨频敷，及喉痹、毒肿磨醋噙漱，引痰吐出，不可咽下。但宜外用，不可内服。试看毒狗者，能使毙于顷刻，人之肠胃，安能受此毒乎。

番木鳖　大寒大毒，功用与木鳖同。形较小，而毒性更甚。

［批］外治疮毒。

巴豆

味辛，热，有大毒，入肺、脾、胃、大小肠五经。畏大黄、黄连、冷水。去心膜，火焙研细，去油用。

性刚气烈，无处不到，能攻脏腑一切沉寒有形积聚与大黄同为攻下，但大黄性寒，走血分，腑病多热者宜之；巴豆性热，走气分，脏病多寒者宜之。破痰癖、血癥，通秘结，消宿食，下活胎，烂死胎，诚有荡涤殆尽之能。然滞塞虽开，真阴随损。以少许着肌肤，须臾起泡，况肠胃柔薄之质，能不溃烂乎！万不得已，亦须炒熟，或醋煮，或烧用，研去油名巴豆霜，入少许，不得多用有二种，紧小者为雌，有三棱及两头尖者又名刚子，为雄，性更峻耳。用之得宜，皆有功力。若中毒而泻不已者，服凉水即止。

［批］大热大泻。

五倍子

味酸涩，微寒，入肺、胃二经。

酸能敛肺，寒能降火，止上下之血，收阴阳之汗。疗肺虚久嗽、肠滑久泻酸涩，生津化痰火降，痔漏脱肛、脓水湿疮、子肠坠下、眼目赤肿俱煎水洗。治齿宣疳䘌、面鼻疳疮苦以杀虫，敛疮口，

解消渴_{寒以散热。}

按：性主收敛，嗽由外感、泻非虚脱者禁用。

［批］敛收虚散。

百药煎

即五倍子酿造者。味酸涩，微甘。

其功与五倍子同，但经酿造而成，其味稍纯。能清痰解渴止嗽。凡耗散诸病，俱能收敛。作丸噙化尤佳。及治下焦滑泄，亦更优也。

［批］收敛耗散。

沉香

味辛，温，入脾、胃、肝、肾四经。

诸木皆浮，而沉香独沉，故能下气_{亦能上升}，而诸气悉调_{辛也}。抑阴助阳，补益相火_{温也}。治转筋霍乱、喘急胀满、气淋、癥癖_{调气之力}。疗呕逆、翻胃、噤口泻痢、冷痰寒涎_{芳香气温，能补脾胃，诸症自瘥}。消水肿，除麻痹_{脾旺燥湿}，驱恶气_{香以隔之，则脾胃安}，平怒气_{怒则气上，辛温下降}。

按：沉香行气而不伤气，温中而不助火，但非命门火衰，不宜多用，气虚下陷者，一概禁止_{色黑沉水者佳，香甜者性纯，辛辣者性热}。入汤剂磨汁用，入丸散咀片，纸包匿怀中，待燥，碾之，忌火。鹧舌斑者名黄沉，牛角黑者名角沉，咀之软、削之卷者名黄蜡沉，难得。浮者名栈香，半沉者名煎香，鸡骨香虽沉，心空，俱不堪用。

［批］调气补阳。

檀香

味辛，温，入肺、胃二经。

调上焦滞气，在胸膈咽嗌之间大有奇功。引胃气上升，进饮食，止腹痛，疗噎肿醋磨汁涂。以上皆辛温之效，辟秽气，逐鬼魅诸香多助淫火，檀香不然，故释氏焚之。又治面生黑子，每晚以热水洗拭，磨汁涂之甚良。但香能调气，亦能散气，若气虚及阴虚火盛者、疮毒溃后脓多者，俱忌之。

[批] 理气。

降真香

味辛，温，入血分。色红者良。

和荣气，辟一切恶气不祥，焚之辟天行时气、宅舍怪异。小儿佩之，可避诸邪。疗肝伤吐血、折伤金疮，止血定痛，生肌灭瘢凡血出不止，为末掩之，即愈。自番舶来者，色红、甜而不辣为良，若色深紫者不佳沉香色黑，故走北方而理肾；檀香色黄，故走中央而理脾；降真香色红，故走南方而理血，用宜分别，妄用无益，且有害也。

[批] 辟恶止血生肌。

冰片

又名龙脑香。味辛、苦，微温，先入肺，传于心、脾二经。

气雄力锐，善走能散，通诸窍，散郁火。治风在骨髓若风在血脉肌肉，妄用之反引风入骨，不得出也、肢节疼痛、惊痫痰迷消风化湿，驱逐鬼邪芳香，目赤肤翳乳调频点，取其拔出火邪，火郁发之，从治法也。世人不知大辛、大热，误以为凉，而常用之，遂致积热害目，故云眼不点不瞎者此也、**喉痹舌出**为末治之，善于散火、**小儿风热急惊**、**痘疮黑陷**用一二厘，以猪心血或猪尾血作引，紫草汤调服，**化鼻瘜**点之，**除恶疮**、**下疳**、**痔漏疼痛**末药中用之、**妇人气逆产难**研末，新汲水调服，立下。至于脾虚慢惊、肝肾两虚之目疾，俱属忌用出南番，云是老杉脂，白而作梅花片者良。以杉木炭收之则不耗。今人以樟脑升打乱之。

［批］通窍散火。

樟脑

味辛微苦。

善通关窍，破滞气性热，除湿，辟中恶邪气芳香。治疥癣，杀虫除蠹书虫，烧烟熏衣筐、席簟，断蛀虫、蚤虱，疗腋臭同枯矾研匀擦之妙。以樟木切片，浸水煎成，升打得法，可乱冰片。

［批］通窍杀虫。

苏合香油

味甘，性温。

捷于走窜，通窍、开郁，辟一切邪恶不正之气。杀鬼魅，亦通神明，可除梦魇。出天竺国，合众香之汁煎成，以筋挑丝不断者真。

［批］通窍辟邪。

大腹皮

即茯毛。味苦微温，入脾、胃二经。

开心腹气胀，逐皮肤水肿，通大小便，理脚气胎气气虚者忌用，佐调补药用之，亦可成功。子似槟榔，腹大形扁，故与槟榔同功，但破气之力为少缓耳，鸠鸟多集树上，恐遗涎有毒，宜以大豆汁多洗，火焙用，去外黑皮及内粗硬者为妙。

［批］下气行水。

楮实

味甘，寒，入脾经。

主治水肿土旺克水。益气力，充肌肤土坚之验，强阴痿，助腰膝脾实则能生精，而灌注于肾之功也，补虚劳，明眼目，悦颜色脾健则五脏皆实也。久服轻身延年，平补之品也。脾胃虚寒泄泻者勿用李时珍曰：《别录》《大明》皆云补益，而《修真秘书》又云久服令人骨痿，《济生秘览》治骨鲠用之煎汤，岂非软骨之征乎？大约同补药用或者有功。取子，浸去浮者，酒蒸用。皮善行水，治水肿气满。

［批］平补脾胃。

茶茗

细者名茶，粗者曰茗。味甘、苦，微寒，入心、脾、肺、胃四经。

禀天地清肃之气，除垢涤秽，降热消食，去痰止渴，清利头目热下降则上自清，醒昏睡精神，解烧炙热毒苦寒，利大小便火下，止赤白痢同姜、连煎，敷汤火伤香油调末，消脂瘠体最能去油，坏胃减食。虽能释滞消壅，却损多益少，若空心多饮，直伐肾经，且败脾胃，虚寒者慎之。

［批］泻热清胃。

血竭

一名麒麟竭。味甘、咸，平，有小毒，入心、肝二经血分。

甘主补，咸主消，去瘀生新，为和血之妙品。治内伤血积、跌扑金伤皆有瘀血，止痛生肌，善结疮口。妇人血气凝滞作痛俱可为末酒服。然性急，能引脓，不可多用。凡血病无瘀积者不必用血竭单入血分，乳香、没药兼入气分，皆木脂也。出南番，磨之透指甲，烧灰不变色者佳，用之须另研，若同他药研，化为飞尘。

［批］和血敛疮。

金樱子

味酸、涩，入脾、肾二经。

固精秘气，善于收敛。治梦泄、遗精涩可治脱，和芡实为丸，及崩淋带浊、小水不禁涩肾。生津液，益骨髓，筋骨壮，魂魄安固肾之效。止泄泻、滑痢、吐血、衄血涩脾，补五脏，养血气脾肾两足。平咳嗽，定喘急土旺保金。此固阴养阴之佳品脾肾皆属阴，而人宜珍之也取半生者，有酸涩之性，若熟则纯甘。去刺核与内毛用。熬膏全失涩味。

［批］涩精固脾。

郁李仁

味酸，平，入脾、大肠二经。汤浸去皮研。

入脾经气分，性降，下气行水，破血润燥。治水肿癃急、大肠气滞不通。凡有燥结属实热者可用。然下后恐津液亏损，燥结愈坚，故为治标救急之药。若津液不足，而大便燥结者，慎勿轻用。

［批］润燥降气破血。

苏木

味甘、辛、咸，微温，入心、肝、脾三经。忌铁。

三阴血分药也。少用则和血清血，多用则行血破血性同红花。治妇人月经不调，将行而止，或腹胀而痛，产后瘀血胀闷势危者宜多用，煮汁服之，或加乳香末，酒引。疗痈肿、血瘕、扑伤，排脓止痛活血之功。若治破伤风，宜为末酒服，立效。散表里风邪同防风用，血足风自灭也，解口噤风迷同乳香用。

按：此去瘀生新之药，若无瘀血及血虚体弱者，勿用。

[批] 行血解表。

辛夷

味辛，温，入肺、胃二经。去外皮毛，微炒用。

肺窍在鼻，胃脉环鼻上行，凡中气不足，清阳不升，则头痛鼻塞，九窍不利，辛夷能助胃中清气，上达高巅，故诸症悉愈。除头风、脑痛、眩冒、面肿、鼻塞、鼻渊、目昏、齿痛皆风热之患。疗鼻疮，及痘后鼻烂为末，加麝少许，以葱白蘸药频点良。

按：辛香走窜，体虚者、鼻塞属外感者、头痛属血虚火炽者悉忌之。

[批] 散上焦内生风热。

蕤仁

味甘，温，微寒，入肝经。汤浸去皮尖，水煮过，研膏。

治目疾有专功。消风散热，益水生光。凡目赤肿痛，眦^①烂泪出，化胬肉，退翳膜俱效肝为风木之脏，开窍于目。风热乘肝，则血虚而目病。此药温能散风，寒能除热，甘能补血，肝气和则目疾瘳矣。并破心下结痰、腹中痞气痰痞皆属热邪，可以并治。

按：目不因风热而因于虚者勿用丛生，有刺，实如五味圆扁，有纹，紫赤，可食。

［批］补肝明目。

桑寄生

味苦、甘，入肝经。忌火。

苦坚肾，助筋骨，固齿，长发齿者骨之余，发者血之余。甘益血，主崩漏，下乳，安胎三者皆由血虚。利关节，疗痹痛苦以燥湿，及产后血热诸疾。他树寄生不堪用，唯桑上者良。

桑椹 入肾补水，益血除热。晒干蜜丸，安魂镇神，聪耳明目。取熟者绞汁熬膏，入蜜炼稠，点汤和酒并炒。入烧酒，经年愈佳。

桑叶 采经霜者，煎汤洗目，去风泪每年九月二十三日洗之，到老目明如幼；洗手足，去风痹。为末服，止盗汗。

［批］补筋骨散风湿。

杉木

味辛，气温。

---

① 眦（zì 自）：眼角。

去恶气，散风毒。治脚气肿满、心腹胀痛，洗漆疮。

［批］散肿胀。

芙蓉花

味辛，平，入肺、肝二经。

性滑涎黏，清肺凉血，散热止痛，消肿排脓，治一切痈疽肿毒有功用花或叶或皮或根，生捣敷，或干研末，蜜调涂四围，中间留头，干则频换。凡毒初起即消，成者即脓出，溃者即易敛。或加赤小豆末，或苍耳烧存性为末，加入尤妙。

［批］凉血解毒。

海桐皮

味苦，平，入脾、胃二经。

祛风去湿，能行经络。治风蹶顽痹、腰膝疼痛风湿者可用、疥癣、牙虫苦虽杀虫，须与他药同用。亦治目赤煎洗。出广南，皮白坚韧，作索不烂者真。

按：上主证，不由风湿者不用。

［批］去风湿。

樗根白皮

即臭椿树根皮，去粗皮。味苦、涩，微寒，入血分。

治湿热为病、久痢滞气未尽者，勿得固涩、带漏崩中、肠风精滑、便数虚泄，有断下之功。

椿白皮即香椿树根皮。去粗，取白者为佳 治疳止血，与樗皮功同。只堪丸散，不入汤煎。但泄泻由脾虚、崩带由阴亏及滞下积气未尽者，两种皆不可用。

［批］涩肠燥湿。

榆白皮

味甘，气平，入大小肠、膀胱三经。

性滑而下降，行经脉，利诸窍，除五淋，通二便，滑胎产_{或胎}死腹中，服汁能下，下有形留滞之物。敷赤肿，疗不眠。有赤白二种，去粗皮，取白用。

［批］滑利下降。

秦皮

味苦，入肝、胆、肾三经。

色青性涩，补肝脏而益肾。治目赤肿翳膜，煎汁频洗_{平肝除热}，疗崩带下痢_{性寒而涩}，痢初起者忌用，能益精有子_{涩而补肾}，若只知治目，几失其良也。出西土①，皮有白点渍水碧色者真。

［批］涩而补明目。

阿魏

味辛，温，入脾、胃二经。

杀诸虫，除邪气_{臭味殊常}，破癥积，化蛊毒_{辛则能散，温则能行}。

按：人之血气闻香则顺，臭则逆。人有痞积，不可轻用。当养胃气，胃气强，则积自消矣_{阿魏之真，以臭能止臭，置于铜器，其铜白如银}。

---

① 西土：西周时周人称周故土为西土。或佛教徒称印度为西土，盖对中国而言，印度居西。

［批］消积杀虫。

山茶花

味甘、辛，微寒。

色亦入血。治吐衄、肠风，并为末，入童便及酒调服。

［批］凉血。

木槿

味苦，气寒，入心、肺、脾、胃四经。

活血润燥，清热滑利之品。治肠风泻血湿热、痢后作渴余热在经、津液不足、夜卧少睡心经虚热。用根皮，炒焦。川产者治癣妙浸汁磨雄黄涂。即今之栽作篱者。

［批］泻热。

水杨柳

味苦，平。

生于涯涘之旁，得水土之气。治痘疮顶陷因气凝、血滞，或风寒外束。用叶或用枝，煎汤多浴。虚者只洗头面手足，浴时忌风，内服助气血之药。此方有燮理之妙，不得忽过。

［批］宣行气血。

柞木枝

味苦，平。

能催生_{善开交骨}，治黄疸_{苦以除湿}。其木直，一叶一刺者是。

［批］下行利窍。

石南叶

又名石南藤。味苦、辛，入肝、肾二经。

辛散风，苦坚肾。补内伤阴衰，利筋骨，泽皮毛，健脚软_{补肾}_{之功}，治风淫湿痹_{辛苦}。

按：石南补阴祛风，不助相火，男妇可服。出关中者佳，炙用。

［批］去风补肾。

紫荆木皮

味苦，气寒，入肝经血分。

寒胜热，苦泄结，紫入荣。能活血破血，消肿毒_{用为末，酒调籍}_{佳，自然撮小而散}，并五淋，皆当服之。

［批］活血。

谷部

粳米

粳，硬也。味甘，凉，入胃经。

得天地中和之气，和胃补脾。除烦清热_{仲景白虎等汤用之，以清热}_{而补不足}，滋五脏，生气血。外而肌肉，内而精髓，无不赖是充足者也。经曰：安谷则昌，绝谷则亡，职是之谓欤？

陈年米　味更冲淡，尤易消化，善调脾胃，止泻痢烦渴，健脾进食，更除胃热。

谷芽　化食，与麦芽同，而温中更良。

［批］甘淡养生。

糯米

糯者，懦也。味甘气温，入脾、肝二经。

禀土中之阳气，补脾肺之虚寒。坚大便，缩小便脾肺足也，发痘疮解毒化脓，或便泄五六日不起发灌浆，用以煮粥最宜。但性黏滞，病人及小儿忌之糯米熬饧即饴糖，润肺和脾，化痰止嗽。仲景建中汤用之，取其补脾缓中。多食糯米，昏五脏，令人贪睡。

［批］温补脾肺。

麦芽

味甘、咸，温，入胃经。炒黄用。

善于化食，除胀散结，消痰，破癥咸能软坚，补脾宽肠，和中行气，通乳下胎同蜜服，下胎神验。妇人丧子乳胀，用二两炒服之即消，其破气散血如此。虚人慎用。

按：人若无积，即消肾气，不得单用久用。

［批］开胃消积。

神曲

味甘、辛、温，入胃经。研细炒黄。陈者良。

健脾暖胃，消宿食，心腹胀痛，逐痰积，破癥瘕性专消导，除霍乱调中泻痢性涩，化小儿腹坚因积、妇人产后欲回乳者炒研，酒服二钱，日二次即止。制神曲法：五月五日或六月六日，用白面百斤，以象百虎；苍耳汁三斤，以象勾陈；野蓼汁四斤，以象腾蛇；青蒿汁三斤，以象青龙；杏仁去皮尖，捣烂四斤及北方河水，以象元武；赤小豆煮烂三斤，以象朱雀[①]。六味合匀，再加豨莶汁尤妙，作饼，如造酱法，待生黄衣，晒干收之。古用酒曲，如此更加消痰利水、暖胃下气之药，得效较神。

　　按：脾阴虚、胃火盛者勿用。能坠胎孕。

　　［批］化痰消食。

红曲

味甘，气温，入肝、脾、胃三经。

　　性温色赤，入荣而化血。燥胃消食，活血和伤。治赤白下痢、跌打损伤、产后恶露作痛以赤色治血，同气相求。消食健脾与神曲同功，而活血治痢有独长也。

　　［批］治血消食。

---

① 五月五日或六月六日，用白面百斤，以象百虎；苍耳汁三斤，以象勾陈；野蓼汁四斤，以象腾蛇；青蒿汁三斤，以象青龙；杏仁去皮尖，捣烂四斤及北方河水，以象元武；赤小豆煮烂三斤，以象朱雀：据《本草害利》"六月六日，五月五日，以白曲百斤，青蒿、苍耳、野蓼，各取自然汁三升，杏仁泥、赤小豆末各三升，以配青龙、白虎、朱雀、玄武、勾陈、腾蛇六神。"六神，又称六兽，分别代表天上的六个星座；即青龙、白虎、朱雀、玄武、勾陈、腾蛇的合称。"白面"疑为"白曲"，"百虎"疑为"白虎"，"腾"疑为"螣"之误。勾陈，明代杨慎《升庵集》谓，"勾陈不知何物，宋仁宗祀六神以麒麟为勾陈。又云'勾陈，天马也。'"明代周祈《名义考》："勾陈，鹿头龙身，天上神兽也。"螣蛇，能飞的神蛇。

酒

味苦、甘、辛，热，有毒，入肺、胃二经。

酒者水谷之精，其性热，其气悍，无所不至，畅和诸经，善助药力以之制药，取其行捷。病在四肢筋骨，使能横行。少饮，和血益气，壮神御寒，辟邪逐秽，遣兴消愁。过饮则伤神耗血，损胃烁金，发怒纵欲，生湿热痰嗽，且成痰膈，助火乱性，诸病萌焉脾因火而困倦，胃因火而呕吐，心因火而昏狂，肝因火而善怒，胆因火而忘惧，肾因火而精枯，以致吐血、消渴、劳伤、痈疽、失明，甚则减寿夭丧，为乱无穷，可不戒哉。醇而陈者良，畏葛花、赤豆花、绿豆粉、咸卤得咸则解，水制火也。烧酒虽能燥湿散寒，而耗精燥血，损人尤甚。

［批］少饮补益。

醋

一名苦酒。味酸，入肝经。

酸能敛，又能散。下气消食。治产后血晕以火淬醋，使多闻其气、肠滑、泻痢，散坚积痈肿外科敷药多用之，取其敛壅热，散瘀解毒、胃脘血气作痛磨木香服、口舌生疮含漱、伤损积血和面涂能散瘀，开胃气令人嗜食，杀鱼肉、菜蕈、诸虫毒。多食伤筋收缩太过、软齿齿属肾，酸属肝，木气强，水气弱故也。

按：醋，酸，敛多散少，助肝贼脾。倘风寒外感及脾病者，俱忌之。米造陈久者良。

［批］敛气血消痈肿。

小麦

味甘，微寒，入心经。

养心除烦，止唾血，利小便。

面 甘温 助五脏，厚肠胃。然性热动风。

浮小麦 即水淘浮起者，味咸，气凉 止虚汗、盗汗、劳热骨蒸 汗为心液，麦为心谷，麦之凉在皮，故面去皮即热。浮麦无肉，故能凉心。麦麸同功。

麦麸 功凉。外治能散血止痛。凡折伤湿痹脚气 醋拌蒸熨之，疗疮疡、痘疮溃烂 用麸装褥，卧之性凉而软，诚妙法也。

［批］养心止血。

荞麦

味甘，寒，入胃经。

补精力，实肠胃。治腹内历久沉积。不宜久食。

［批］补胃实肠。

粟

味甘、咸，微寒，入肾经。

养肾益气。治胃热消渴、反胃吐食 用粟米粉，水丸梧子大，煮七枚纳醋中，细吞之。

［批］补肾开胃。

罂粟壳

味酸、涩，入肺、肾、大肠三经。水洗去蒂，醋炒透。

性涩，敛肺固肠。治虚嗽久泻、遗精脱肛、筋骨诸痛涩精固气，能入肾，故治肾病尤宜。

按：风寒作嗽、泻痢初起者勿用。

［批］涩肠敛肺固肾。

黑豆

味甘，平，入肾经。

色黑属水，肾之谷也，补肾以镇心。活血炒熟酒淋服，下产后余血，散风沉豆酒亦治产后中风危笃，明目，散热肾水足而目明火退，解毒捣涂，消肿古治水肿每单用，或加他药，可稀痘疮煮食。紧小者良每晨用盐水吞或盐水煮食，补肾。凡小儿未满十岁者，炒豆与猪肉同食，壅气致死，十有八九。忌厚朴犯之动气。

白豆　补脏暖胃，益气和中。磨作豆腐，和脾胃，去胃火，清热散血。但性寒，脾胃虚者忌食。若痘疮不起用此，极攻脓解毒。如无药者，煮食极妙。

黄豆壳　烧为末，善掺痘烂。

［批］平补肾经。

赤小豆

味甘、酸，平，入心、小肠二经。

色赤属火，心之药也。其性下行，入阴分，通小肠。治有形之病，消瘕散肿。凡一切痈疽疮疡，虽溃烂几绝，为末敷之立效性极黏，入苎根末则易揭。治泻痢、脚气用袋盛，朝夕踏之，行水消肿同鲤鱼煮汁服，通乳下胎性下降，止渴清热小便清也。

按：渗津液，久服令人枯瘦，以其行降太过也。

［批］行水散血。

绿豆

味甘、寒，入肝、胃二经。

通行十二经，性属水，通肝经为重，而解毒之功过于赤豆一切草木、金石、牛马、砒霜毒皆治之。清火，清痰、烦热、消渴、吐逆属胃火者、上下血热妄行、湿热泄痢、肿胀，利水其凉在皮，宜连皮用。以上皆甘寒清热之功。疗痈肿痘烂用粉扑之、汤火伤、扑跌伤绿豆粉炒紫色，并水调，厚敷纸贴，杉木扎定，其效如神。用囊作枕，明耳目，治头痛大风。

按：胃寒者不宜食。

［批］清热解毒。

白扁豆

味甘气温，入脾、胃二经。生用清暑养胃，炒用健脾止泻。

通利三焦，升清降浊。专治中宫①之病，调胃暖脾，消暑除湿土强湿去，正气自旺。治霍乱、吐泻、痢疾湿热，带下脾湿、血崩脾不统血，同紫花焙干为末，米饮调服三钱，其血顿止。子圆白者入药，去皮用，

---

① 中宫：指北极星所在的区域。宫，本义为有墙围的房屋，引申指古代划分星空的区域，分为十二宫。此指脾胃。

多食壅气。

　［批］补脾除湿消暑。

淡豆豉

　味甘、苦、寒，入肺、脾二经。

　苦泻肺，寒胜热。豆性平，既经蒸罨^①音庵，入声，故能升能散。治伤寒寒热头痛，发汗解肌葱引，呕逆、烦闷宜吐，同栀子能吐虚烦，祛风酒煎，疗痢同薤服，止血佐蒜，又能收汗炒熟煎服，去瘴气，安胎孕。但伤寒直中三阴，与传于阴经者勿用。热结胸烦闷，宜下不宜汗者忌之。造法：于六月间，用黑豆水浸一宿，蒸熟，摊匀，蒿覆，候上黄衣，取晒，水拌干湿得中，安瓮中，筑紧，桑叶厚盖，泥固七日，取晒，又水拌入瓮，如此者七次，再蒸晒干，罈装取用。

　［批］解表除烦。

刀豆

　味甘，气平。

　温中止呃煅存性服，胜于柿蒂。

　［批］温中。

芝麻

　一名巨胜子。味甘，气平，入肝、脾、肾三经。

　不寒不热，益脾胃，补肝、肾之佳品也。润五脏，益气力，

---

　① 罨（ǎn庵）：覆盖。

填骨髓，坚筋骨，明耳目_{肝肾足也}，利二便_{性润}，逐风湿_{入肝益血，血}
_{活风散}，泽肌肤_{血足}，治头疮_{小儿头疮}，_{生嚼敷之}。久服轻身延年，但令
人肠滑，须以白术佐之。

麻油 滑胎_{血枯难下者，用麻油五钱，蜂蜜一两，煎数十沸服之}。磨疮
肿，生秃发，熬膏用之_{凉血解毒}。皮肉俱黑者良，栗色者_{名鳖虱胡麻}更
佳。九蒸九晒用。

［批］补肝肾。

火麻仁

味甘、平，入脾、胃二经。

益血补阴，补脾润燥。治大肠风热、结涩便难。催生_{逆横易顺}，
下乳，利水，破积血_{皆性滑下行之效}，并疗汗多便燥_{汗多则津枯}。多食
损血、滑精、痿阳，妇人发带疾，以其走而不守也。即作布之麻
之子也，极难去壳，帛包置沸汤内，待冷，悬井中一夜，晒干，
新瓦上挼^①去壳，捣用。畏茯苓、白薇、牡蛎。

［批］润燥滑肠。

果部

陈皮

味苦、辛、温，入肺、脾二经。

辛散苦泄，温能通行。统治百病，由于理气燥湿之功_{气顺湿}

---

① 挼（ruó挼）：揉搓。

除，百病不生。调中快膈，导滞消痰_{同枳壳用，利其气而痰自下}，利水破癥_{气行}，止嗽_{利肺}，除呕，霍乱泄泻_{脾湿气逆}。凡补泻升降等药，俱能佐助成功。多服损元气。留白补中，去白消痰_{白反生痰}。

核 治疝气_{酒调末五钱服}。

叶 散乳痈_{二者皆行肝气，消肿散毒，腰背冷痛，橘核炒，酒服良}。

广产陈久者良。去白，名橘红，除寒发表_{皮能及皮}。治痰咳，童便浸炒。治痰积，姜汁炒；治下焦，盐水炒。核炒，去皮用。

［批］理气燥湿。

青皮

味苦、辛，微酸，入肝、胆二经。

苦泄辛散，性复克削，破坚癖结积。治左胁肝经积气胀痛_{柴胡疏上焦肝气，青皮平下焦肝气}。同枳壳、肉桂、川芎用，泻肺_{泻肺即泻气}，破滞，除痰消痞_{辛散}，下饮食，截疟疾_{入肝散邪，入脾除痰，疟家必用}。然性峻削，大损元气，即肝为东方生气，岂可轻伐，用者慎之。

［批］泻肝破气。

桃仁

味苦微甘，入心包、肝二经。

血者阴也，周流一身，一有凝滞，为病不少。桃仁苦以去滞，甘以生新，治诸经之瘀血、经闭、血膈、血癥，热入血室_{冲脉而}谵语，血燥大肠而闭结，及蓄血发热如狂、血痞血痢_{味苦能散}，疗扑伤_{有瘀血}，杀虫_{苦辛}，血热肤痒_{润也}，辟邪杀鬼_{桃为五木之精}。若血不足，及经枯血闭者，禁用。行血连皮尖生用，润燥去皮尖炒用。

双仁有毒，勿用。

桃花　带露采取阴干，杀鬼疰，疗风^①狂。

下大肠粪干胀痛。用桃花湿者一两，和面二两，作饼蒸熟，空心食之，自腹鸣而下恶物也。

叶　能发汗<small>凡伤寒风痹，发汗不出，以火煅地，用水洒之，铺桃叶三寸厚，席卧温覆，自大汗出而瘥。</small>

枝　煎汤浴，不染时疫。凡中邪癫狂，最畏桃条鞭打。

［批］破血润燥。

杏仁

味苦、甘，温，入肺、大肠二经。

性润利而下行，味苦温而散滞。温能解肌，苦能泄热，除风散寒<small>同麻黄用</small>，发表解邪。治头痛咳嗽、上气喘急、瘟病脚气<small>味辛入肺</small>，疗胸腹气满胀痛，消痰下气，除惊痫烦热、大肠气秘干结<small>味苦性降</small>。去皮尖，消痰润肺；连皮尖，发散表邪。元气虚陷者勿用，恐沉降太泄。

［批］发表润燥。

木瓜

味酸，温，入脾、胃、肝三经。忌铁，去穰。

禀东方之酸，故多入肝治筋。筋急能舒<small>温能通行</small>，筋缓能利<small>酸能收敛</small>，并行而不悖也。理霍乱<small>暑湿伤脾，阳不升，阴不降，则挥霍缭乱，上吐下泻，甚则肝木乘脾而筋为之转也。此时，呼木瓜名，写木瓜字于患处则愈，可见神于治筋</small>

---

① 风：疑为"疯"之误。

者也、暑泄_{去湿和胃}、消渴_{酸能生津}、脚气、湿痹_{故曰理筋骨之湿者莫如木}瓜，合筋骨之离者莫如杜仲。

　　按：木瓜气脱能固，气滞能和，平胃滋脾，益肺去湿，有功之品。但多食损齿伤骨，病癃闭_{酸收太甚}，世用治水肿腹胀，误矣。

　　[批] 和脾舒筋。

山楂

　　味酸，平，入脾、胃二经。

　　健脾行气，消肉积聚_{与神曲消谷食者不同。凡煮老鸡硬肉，投数枚则易}烂，其化肉积可知。治儿枕作痛_{产后恶露未净，留腹作痛，名儿枕痛。煎就，少加}沙糖服，效，行结气，散宿血_{以酸入肝，去其肝脏之血滞也}，理痘疹，治疝_{佐茴香}化痰_{补脾}。核可催生，汁洗漆疮。

　　按：胃中无积及脾虚恶食者忌服_{去核用肉}。

　　[批] 消肉积，化宿血。

乌梅

　　味酸、涩，气温平，入肺、脾二经。

　　脾肺血分之果也。治肺虚久嗽_{初嗽忌用}，生津止渴_{酸也}，止泻痢_{初起勿塞}、便血、崩淋、遗精、梦泄_{酸涩}，截疟_{方载疟门}，安蛔厥_{蛔畏}_酸，蚀恶肉_{疽愈后，有肉突起，乌梅烧敷二日愈，神方也}。

　　白梅　功用略同乌梅，治痰厥牙紧_{取肉擦牙龈即开}，捣敷乳痈。

　　青梅　熏为乌梅，盐渍为白梅。经云：筋病无多食酸，及病当发散者，咸忌之。

　　[批] 涩肠敛肺。

芡实

味甘，平，入脾、肾二经。

性涩气温菱花背日而寒，芡花向日而暖。补肾固精，健脾去湿。治梦遗精滑同金樱膏为丸，名水陆二仙丹、带浊便数、腰膝酸痛。令耳目聪明，强志益神肾足之验，祛泄泻，嗜饮食湿去脾健，多服耐老。或丸散，或煮食，入煎剂无力，但性缓，难收捷效。

［批］补脾涩精。

大枣

味甘，温，入脾、胃二经。

甘能补中，温能益气。后天生气，借此充溢，久服可轻身也。调荣卫气血，生津液，止泄泻补脾和胃，助血脉，安神志润养心脾，和百药甘也，悦颜色脾经血足。同生姜发脾胃升腾之气伤寒表药，凡补阳分药俱用之。经曰：脾病宜食。又曰：脾病无多食，毋乃相反邪？不知宜食者，以脾虚泄泻而言也，毋多食者，以脾实中满肿胀之类也。凡用药者，当因其虚实而变通之，乃获神功。

按：枣虽补脾，然味过甘，中满者、小儿疳病者、痰热者、齿痛者齿乃肾余，土克水也俱忌之。北产肥润者良，红枣差，不及耳。

［批］补脾润肺。

莲子

味甘，平，入心、脾、肾三经。泡去皮心，炒研用。

禀清芳之气，冲和之味，补中养神，益气血，滋五脏，果中之仙品也。交水火而媾^①心肾，君相之火自靖。治心虚梦遗、白浊、崩、带_{涩精气}，止泄泻久痢_{厚肠胃}。多服轻身延年。但大便燥者勿食。

［批］补脾固精。

石莲子

九月经霜后，坚黑如石，坠水入泥多年者佳。清心虚邪热遗于小肠，致病梦泄_{心与小肠相表里也}，除烦，开胃，治噤口痢、淋浊诸证_{今市中石莲子，味大苦，产广中树上，不宜入药}。

［批］清心邪热。

莲花须

_{味甘、涩、温，入心、肾二经。}

清心益肾。治吐衄诸血_{清心火}，止梦泄遗精_{固涩}，黑须发_{肾足}，除泻痢_{性涩}。与莲子同功，而涩精独长。

［批］益肾固精。

藕

_{味甘寒，入血分。}

凉血散瘀。治一切血热，九窍妄行_{血淋痛胀，用藕汁同发灰服二钱}，止渴除烦，下产后血积_{产后忌生冷，唯藕不忌，为能去瘀也}。煮熟益胃补心_{多孔象心}，止泻_{能实大肠}。久食令人心快而不怒_{益心之效}。生藕汁和蜜服，肥腹脏，不生诸虫。澄粉更佳，安神益胃。

藕节　治吐衄诸血_{同地黄捣汁，入酒、童便，效更速}。

---

① 媾（gòu够）：会合。

莲房　即莲蓬。烧灰，止血甚捷。生用煎酒，催生下衣。

荷鼻　即蒂。安胎甚良。逐瘀血，留好血，并治血瘀。

[批]生止血熟开胃。

荷叶

味苦，平，入肝、胆二经。

色青形仰。助脾胃而升发阳气，能散瘀血，留好血。治吐衄、崩淋损伤、产瘀一切血症。固精安胎，止泻止渴，发痘疮倒黡^①僵蚕等份为末，胡荽汤下，胜于人牙、龙脑，雷头毒风方载头病，有清震汤。凡补脾药，或煎汤，或烧饭为丸。

[批]暖胃散瘀。

龙眼

味甘，温、平，入心、脾二经。

养心葆血甘能益血，君主强矣。治怔忡健忘，安神长智，且甘能补脾，治思虑劳伤心脾脾得补则中气足而化源裕，五脏悉安矣，并疗肠风下血血不归脾。

按：龙眼不寒不热，养肌肉，美容颜，久服轻身不老。人能用肉细嚼，待满口津生，和津汩汩咽下，此即服龙泉法也。劳症者于五更时、辰巳时、未申时、临卧时，每日四次，每次用九枚作丸口服，服时则气和心静，且漱津纳咽，是取坎制离之法。勤行一月，无有不愈，可胜服药千千矣。勿轻视之！

[批]补心脾。

---

① 黡（yǎn眼）：黑色的痣。据文义当为"黡"。

荔枝

味甘、酸，气温，入肝、肾二经。

益血助荣甘温。止烦渴酸生津液，长智慧，美容颜血足。过食助火生热生于南方，熟于夏月。

核 甘涩而温。长治癫疝卵肿煅研酒服，或加茴香、青皮，各炒为末、妇人血气痛煅研，醋汤下，或加香附末，或盐汤、米汤下。

壳 发痘疮。

［批］肉补血核治疝。

胡桃

味甘，平，入肺、肾二经。

性润而热。上利三焦之气，下补命门之火命门者，三焦之本源也。在两肾中间，脊骨第七节中一点小心，下通两肾，上通心肺，为生命之源，相火之主。**治虚寒喘嗽**温肺化痰、**腰脚虚痛**补肾、**心腹诸痛、诸疮肿毒**调中和荣。**服之令人肥健**过食脱眉，热极则生风也，**润肌肤，乌须发，固精气**强阴起阳。**佐补骨脂，大补下焦，而广嗣育**胡桃属木，骨脂属火，有木火相生之妙。加以杜仲蜜丸，名青娥丸，大补肾虚无嗣。**去皮，养血润燥，连皮，敛肺涩精**男女交媾，皆裹此命火而结胎，火衰者，精滑易泄，所以不结。夜间，用酒连皮细嚼三枚，能补阳固肾。

按：肺家有痰、相火易炽者勿服。

［批］补相火肉润皮涩。

榧子

味苦，平、寒，入肺、胃二经。

苦寒能泻湿热，为肺家之果。除五痔去根，杀诸虫化水_{悉肺脏}
_{腑湿热之病}，亦壮筋骨，除咳嗽_{泻肺热}。榧子反绿豆，能杀人。炒食
甘美，但经火则热，多食引火入肺，大肠受损。

［批］杀虫治痔。

石榴皮

味酸涩，温，入肝、脾、肾三经。

性酸而涩，有断下之功。止泻痢、下血_{煅末服}、崩带、脱肛、
漏精_{虚滑可用}，若兼他证，及服之太早，反有害也。洗眼止泪，煎服下蛔。

子 味甘酸，生津止渴，过食伤肺损齿。

［批］兜涩断下。

柿

味甘，寒，入肺、脾二经。

甘能益血，寒能除热，虽种类不一，总之能清上焦火邪，兼
有益脾之功。止渴疗嗽_{润肺}，消痰开胃_{有人三世死于反胃，后得一方，用}
_{柿饼同干饭食之，不用水而愈}。治肠风、痔漏_{肺清则大肠亦清}。柿霜乃其精
液，生津化痰，善清上焦心肺之热，故治劳嗽甚效，并解咽喉口
舌疮痛。忌蟹同食。

柿蒂 止呃逆_{或单用，或加丁香、生姜，亦从治之法}。但中寒者禁之。

［批］润肺宁嗽涩肠。

枇杷叶

味苦，平，入肺、胃二经。去毛宜净。治胃病，姜汁涂炙。治肺病，蜜水涂炙。

性凉而善下气，气下则火降痰消_{气有余便是火，火则生痰}。治热嗽、呕逆、口渴_{火降痰顺，则咳、呕、渴皆痊矣}。

按：性降火，则肺清胃和而诸症自愈。若胃寒呕逆，及风寒咳嗽者忌之。

［批］泻肺热降气。

橄榄

味酸、涩、甘，入胃经。

味先酸而后甘，肺胃之果也。清咽喉，止消渴，厚肠胃，除泄泻_{清肺补脾}，消酒伤，解鲛鲐^①毒_{即河豚鱼也}。人误食肝与子，必迷闷，唯橄榄煮汁服，或用核研末，急流水调服，能解。凡鱼骨鲠喉，亦如此治。盖其木作楫^②，拨着其鱼，鱼皆浮出，物之相畏如此。

［批］清肺补脾。

梨

味甘、酸，寒，入心、肝、脾三经。

润肺消痰，降火除热，外可散风_{人知清热，不知散风之妙}，内可涤烦。生用，清六腑之热；熟食，滋五脏之阴。解渴止嗽，润咽喉干燥，却心肺烦热，利二便，疗痰喘、中风失音_{捣汁频服，以上皆客热之患}。切片，贴汤火伤。但产妇及脾虚泄泻者禁之，以其过于冷利也_{与莱菔收藏相间则不烂，或削梨蒂插莱菔上}。捣汁熬膏亦良_{加姜汁、蜂蜜佳，清痰止嗽}。

［批］泻火润燥。

---

① 鲛鲐（hóu tái 猴台）：河豚的别名。

② 楫（jí 及）：船桨。

甘蔗

味甘，平，入肺、胃二经。

甘寒泻火。捣汁入药，能和中助脾，止渴消痰，除心胸烦热、大便燥结、呕哕反胃_{蔗汁、姜汁和服}，天行时热_{皆除热生津润燥之功}。

按：胃寒中满者勿用。忌用酒食。

［批］补肺润燥。

白沙糖

一名石蜜。煎甘蔗汁为之，味甘气寒，入脾经。

补脾和中，消痰治嗽，缓肝润肺。多食损齿生虫。

黑沙糖_{乃蔗汁之清者，炼至紫黑色} 功与白沙糖同，而润燥和血、消瘀化滞之功过之_{产妇用此冲汤，和酒服之，取其消瘀也}。多食损齿消肌。

［批］补脾消痰。

白果

味甘苦，入肺经。

熟食温肺益气_{色白属金}，定痰哮，敛喘嗽，缩小便，止带浊。生食降痰，解酒，消毒，杀虫_{花夜开，人不得见，阴毒之果，食千枚者死}。用者勿得过多，小儿更忌，发惊动疳。

［批］敛肺去痰。

荸荠

一名乌芋。味甘，微寒，入肝、胃二经。

益气安中，开胃消食补脾肺，除热生津，止消渴。治黄疸脾湿，疗下血甘以益气，解噎膈，能毁铜或单食，或同胡桃食，使铜即化，可见为消坚之物，故能开噎膈，消宿食也。然寒凉克削，孕妇忌之。

［批］补中泻热。

海松子

味甘，气温，入肺、胃二经。

温能助阳而通经，甘能补血而润燥。治骨节中风、因风头眩血足风灭、肺燥咳嗽松子一两，胡桃二两，炼蜜丸服，或研膏，食后沸汤点服、大便虚秘同柏子、麻子仁等份，溶白蜡和丸，黄芪汤下。散水气，润五脏，养肺温胃，乌须黑发。仙方饵食，以能轻身而延年也。

［批］润燥除风。

菜部

生姜

味辛，热，入肺、胃二经。要热去皮，要冷留皮。

辛温，行阳分而祛寒。治伤寒头痛身疼、畏寒无汗生能发表、伤风鼻塞、咳嗽辛散肺邪。开胃下食，祛痰止呕，腹胀疟症悉除热可温中。疗痢疾热痢留皮，冷痢去皮，以茶等份煎服，救暴卒凡中风、中暑、中气、中恶、中毒等证，用姜汁和童便服，以姜汁开痰，童便降火也。**辟雾露山岚瘴气**早行含之。

　　按：阴虚火盛、汗证、血证、心气耗散、火热腹痛，并切忌之。

　　姜皮　辛凉，和脾行水，治浮肿胀满以皮行皮，五皮散用之。
　　[批]散寒发表，止呕开痰。

干姜

味辛，热，入脾、胃二经。

　　生用辛温，逐寒邪而发表；炮则辛苦大热干姜水浸，炙焦黄色，除胃冷而守中辛则散，炮之稍苦，故止而不移，非若附子走而不守。去脏腑沉寒痼冷，逐风湿冷痹、阴寒诸毒，使阳生阴长。若阴盛隔阳，火不归元，及阳虚不能摄血，而为大吐、大衄、下血，宜炒黄留性用之，最为止血之要药。引以熟附甚者宜生用，入肾而祛寒湿，能回脉绝无阳仲景四逆、白通、姜附汤皆用之。疗寒嗽同五味、寒痞、反胃、滑痢。多用损阴，孕妇忌之辛热动血。服干姜必僭上，用大枣辅之，甘草缓之。

　　[批]固阳。

黑干姜

干姜切片，炒红，以器闷息为炭，辛辣变为苦咸，专入血分。

　　辛热之性虽无，辛凉之性尚在。凡血虚发热，产后大热者宜之此非有余之热，乃阴虚生内热也，忌用表药凉药。黑姜引血药补血，去恶生新，有阳生阴长之意。且黑为水色，血不妄行，凡吐血痢血悉治之。血寒者可多用，血热者不过三四分为向导而已。

煨姜 _{生姜去皮，湿纸包煨}　治胃寒泄泻吞酸。

［批］入阴生血止血。

葱

味辛，平，入肺、胃二经，忌枣、蜜、犬雉肉。

辛能发散，出汗解肌，疏通骨节，以通上下阳气_{用白不用青，白冷而青热}。治伤寒头痛身疼、时疾狂热、鼻塞声重_{散肺寒邪}。除阴毒腹痛_{阴证厥逆，用葱白安脐上熨之}，通大小便，疗下血、下痢_{葱煮粥食，以气通则血活}、折伤出血_{火煨研封，止痛无瘢}、乳痈、风痹、通乳、安胎_{孕妇伤寒，葱白一物，发汗而安胎，加生姜亦佳}。合豆豉、阿胶，治胎动、霍乱转筋、奔豚、脚气。捣罨伤寒结胸，专攻喉痹，亦解诸毒。

按：葱味辛，肺之药也，故解散之用居多。但多食神昏发落，虚气上冲，其走利之故欤？

［批］发表和里，通阳活血。

大蒜

味辛，温，有毒，入脾、肾二经。忌蜜。

开胃健脾，消谷化食。辟瘟疫，消痈肿_{捣烂，麻油调敷}，化肉食_{用蒜醋则不闷}。治中暑不醒_{捣和地浆温服}、鼻衄不止_{捣贴足心，引热下行}、关格不通_{捣纳肛中，能通幽门}。捣贴脐，能达下焦，消水肿，利二便。切片烁艾，解一切痈疽恶疮肿核_{凡痈疽大毒觅独头蒜切片贴毒上，以陈艾揉软，安蒜上灸之。痛则易之，不须烧至疱起伤肉，三壮易蒜，以百壮为率。来日又如是灸之。初灸坏肉不痛，到好肉方痛，则毒外出。初起即散，已成者易愈，否则内逼五脏而危矣}。驱寒气寒痰，疗肠风_{同黄连丸}、噎气_{同平胃散}、除蛊毒，敷蛇虫沙虱溪毒甚良。

按：性热气臭，凡虚热之人勿用，即宜用者亦勿过用。若久食，动火伤肺，损目耗血，谨之！

［批］辟邪解毒。

韭菜

味辛，气温，微酸，入肝经。

辛能散结，温能通行，兼有微酸，故入肝而主血，凡血之凝滞者，皆能行之，是血中行气药也。固精气，暖腰膝，止遗浊，除泻痢，进饮食皆温中兼补之力也，散一切瘀血，治吐衄血病捣汁童便和服、噎膈反胃凡瘀血停痰在胃脘，致反胃刺痛，宜韭汁、桔梗入药，开提气血。有肾气上攻致心痛者，宜韭汁和五苓散为丸，茴香汤下，和脏腑，除胃热，助肾补阳。但多食昏神昏目，慎之。

［批］补阳散瘀。

韭子

味辛、甘而温，入肝、肾、命门三经。

补精血，助相火，暖腰膝，治筋痿、遗尿、泄精、溺血、白带、白淫经曰：足厥阴病则遗尿。思想无穷，入房太甚，发为筋痿，及为白淫。韭子同龙骨、桑螵蛸能治诸病，以其入厥阴补肝肾命门。命门者，藏精之腑也。蒸、爆、炒，研用。

［批］补肝肾命门。

薤

味辛，气温，入肺、大肠二经。

调中助阳，散血生肌。泄大肠气滞，治泄痢后重_{此气滞也，四逆}散加薤以泄之，后重亦有气虚、血虚、火热、风燥之不同、肺气喘急，安胎利产。叶似韭而中空，根如蒜，取白用。忌牛肉_{其叶光滑，露亦难伫}[①]，故云薤露。

［批］调中理气。

莱菔

即萝卜。味辛、甘，入脾、肺经。

辛甘属土。生者升气，止消渴，制面毒，化豆腐积，治肺热咳嗽、下痢，止偏头风痛_{捣莱菔汁，仰卧注鼻。冬月以菜叶摊屋瓦上，任霜雪打压，春收煎汤，治痢最效}。熟者降气，宽中化痰，散瘀消食，利大小便，肥健人温中补不足。但性下气耗血，多食则须发早白_{服地黄、何首乌者忌之，生姜能制其毒}。

［批］行气化痰。

莱菔子

味辛、甘，入肺、脾二经。

辛入肺，甘走脾，长于利气。生能升，研末调服，善吐风痰，散风寒，宽胸膈。炒熟能降，定痰喘、咳嗽，调下利后重，止内痛_{皆利气之功}，消宿食，解肿毒_{研醋调服}。其性辛甚，治痰猛烈，虚弱人勿多用。

［批］生上吐熟下降。

----

① 伫（zhù注）：停留。

白芥子

味辛，温，入肺经。

温中开胃，利气疏痰痰在胁下及皮里膜外者，非此不能行。治胸胁冷滞胀痛、喘急、咳嗽肺病、反胃酒调服，发汗解肌辛温利肺，治痈肿痛痰行则肿消，气行则痛止。醋调末，散痈肿。

按：久嗽肺虚，阴虚火亢者禁用。煎汤不可过熟，熟则力减。茎叶动风，有疮疡便血者忌用。

芥菜子　豁痰利气，主治略同，而功不及耳。

［批］利气疏痰。

甜瓜蒂

味苦，有小毒，入胃经。

阳明经药。能吐上焦实邪，如膈上之风热痰涎、宿食停饮、头目眩晕、湿气水肿、头痛、懊恼、癫痫、喉痹，黄疸、痞硬、胀满以上诸症，如系湿热实邪，一吐自愈。

按：瓜蒂苦寒，损胃伤血，上部无实邪者勿投。

［批］涌吐上部实邪。

芸苔

即油菜，味辛，温。

散血消肿，捣敷乳痈丹毒其效如神。多食发疮。子与叶同功，治产难。

［批］散血消肿。

马齿苋

味酸，寒。

散血解毒，疮科尤善。拔疔，治痢捣汁合鸡子白服、丹毒、恶疮_多年恶毒频敷即瘥，利肠，滑胎。忌与鳖同食。

［批］泻热散血。

冬瓜

味甘，寒，入脾经。

寒泻热，甘益脾。利二便，消水肿_{任吃最效}，散热毒痈肿_{切片}敷之。

子　补肝明目。

［批］泻热补肺。

西瓜

味甘，性寒，入脾、胃经。

熟者性温_{瓜性寒，曝之更寒；油性热，煎之则冷，物性之异也}，解夏中暑热毒_{号天生白虎汤}，疗喉痹，利水，除烦，醒酒。但多食伤脾助湿，秋成疟痢_{桃亦如是}。

［批］解暑热。

丝瓜

味甘，冷，入诸经。

凉血解毒，除风化痰。治肠风、崩漏_{凉血}、诸疮、脑漏_{用近根藤}三尺，焙研，酒调服妙，**解痘毒**_{出不快者，烧存性，少入朱砂，蜜水调服}，**滑肠，下乳**。但胃寒者不相宜。

［批］泻热凉血。

茄根

散血消肿。治冻疮_{煮汁渍之}，取牙齿_{以马尿浸三日，晒炒，为末，点之即落}。茄子甘寒，散血宽肠。多食动风发病。

［批］散血消肿。

胡荽

味辛，气温，入肺、胃二经。

内通心脾，外行腠理，辟一切不正之气_{芳香}。散风寒发热头痛，消谷食停滞_{辛走表，温行脾}，顺二便，去目翳_{用以塞鼻}，善发痘疹_{凡痘疹出之不快，用胡荽一二两，切碎酒煎，除头面从项以下，遍身喷之，立出，却当避风。又可喷衣服床帐，悬挂房中，辟邪去秽}。但辛香发散，多食损神，发痼疾，气虚人忌之。反白术、丹皮。子亦同功。

［批］发痘疹辟恶邪。

苦菜

味苦，气寒，入心、脾、肾三经。

苦寒，能退诸热，则阴自生，故肠澼热渴、恶疮、五脏邪热悉痊。久服安心益气，轻身不老。

［批］退诸热。

本草　下

金石水土部

金箔

味辛，平，入心经。

能制木平肝，镇心辟邪。治癫狂惊悸，安魂魄，定风痫_{风属肝}而畏金，与心为子母，故病同源一治，坠痰涎，降邪火。凡邪盛于上，宜清宜降者，皆所当用。若阳虚气陷，滑泄清寒者，俱当避之。生金有毒，磨屑服二三钱即毙。即箔亦不可多服。畏锡、水银，遇铅则碎。银箔功用略同。

［批］镇心肝定惊悸。

铜绿

味辛，酸，入肝、胆二经。

色青入肝，专主东方之病。治风眼烂眩、疳疮、金伤。吐风痰，理血气_{妇人心痛}，止血，杀虫_{皆肝胆之病，亦金胜木之义}，去肤赤瘀肉、喉痹口疮、走马牙疳_{方在牙门}。脚指缝中流水痒痛，敷之即愈。用醋制铜，刮用。

［批］去风祛痰。

自然铜

味辛，平。

辛能散瘀滞之血，破积聚之气。治跌打折伤，接骨续筋，称为神药同当归、没药酒调服。宜细研水飞用，或以酒磨服。然性燥烈，火煅醋淬七次，或用甘草水研。不可多用专任。

［批］续筋骨。

铅

味甘，寒，入肾经。

体重性阴，为金丹之母丹灶家必用。坠痰解毒，镇心安神，杀虫明目。若脾胃虚寒、阳火不足者忌之。

［批］坠痰解毒。

黄丹

以黑铅加硝黄、盐、矾炼成。味咸，寒。

镇心安神，坠痰降火。内用治惊痫癫狂，消积杀虫，止痢除疟。外用解热拔毒，去瘀长肉。熬膏必用之药。收阴汗，消狐臭。

［批］镇心解毒。

铅粉

一名官粉。黑铅煅炼，变为白者也。味辛，气寒。

性善杀虫，故去伏尸三虫、鳖瘕、疥癣、诸虫，疗恶疮、毒螯，更治小儿久痢成疳和鸡子白服，以粪黑为度。皆寒胜热之功也。

［批］杀虫。

雄黄

味苦、辛，温，有毒，入肝经。

禀纯阳之气，能杀鬼邪，而除湿热之毒阳明虚，则邪易侵。治恶疮、痔痔、疥虫诸症湿热生虫。此药燥湿杀虫，疮家要药、**惊痫**、**暑伤**、**疟痢**雄黄为末，蒸饼为丸，甘草汤下七丸，日三服，**鼻中瘜肉**吹末。孕佩转男有孕一月者，用明雄黄三两，作香袋佩左边，日夜勿解，**化瘀血**，**辟蛇伤**，散白节大风。然石药与气血无情，凡荣卫亏损而成疳劳者勿服。赤似鸡冠，明彻不臭，重三两者良。

生山阴者名**雌黄**，功用不及。劣者名**熏黄**，烧之则臭，只可熏疮疥、杀虫虱。

［批］杀虫解毒。

朱砂

味甘、寒，入心经。生者无毒，火煅者有大毒，杀人。畏咸水，忌一切血。水飞用。

色赤应离，为心经主药。治癫狂既补心血，又泻心经邪热，镇心治怔忡，定惊心血足，辟邪明目点眼药用之，解毒痘毒、胎毒，安胎解热。独用多用，令人呆闷。辰产、明如箭镞者良。

［批］镇心。

水银

辛，寒，有大毒。

阴毒之性专杀诸虫。治疥癣癫疮_{同大枫子用。头疮不用，恐入经络}，除虱，堕胎_{死胎可下}，永绝胎孕_{佐黄芩丸服}。止可外用，不可内服。枣肉、人唾、麻油同研则碎。

［批］外用杀虫。

轻粉

辛，燥，有毒。

唯入外科。去风杀虫，追毒生肌。敷疳痹瘰疬，治疮癣疥癫，又消涎积、臌胀、梅疮。直达病所，可以劫毒。然邪郁暂解，但恐毒气透于筋骨，迨后毒发关窍，重者丧生，轻者废败，可不慎诸_{轻粉乃水银加盐矾升炼而成，其性燥烈，勿轻用！}

［批］外用杀虫生肌。

银朱

辛，温，有毒。

能疗疮癣恶毒，杀诸虫蚤虱。唯烧烟熏之，或以枣肉拌烟撩之，其效尤捷_{用银朱铺于草纸上，转筒燃之，上以湿碗覆之，空二分，烟垂于碗，可扫而收之。}

［批］疗疮杀虫。

铁

味辛，平，入心、肝二经。

镇心平肝，定惊疗狂，诸药多忌之_{补肾药尤忌之}。治打伤血凝骨节_{酒煎服}，开耳聋_{外塞磁石，内以酒煎服}。

煅时砧上打落者，名**铁落**治癫，疗胸膈以及皮肤湿热诸疮为患。

器物生衣者，名**铁锈**，散疗疮神效疗由肝经风热，此能平肝，疥癣能痊油调涂之。

针砂 散瘿瘤醋调敷，乌须发。畏磁石、皂荚皂荚木作薪，则釜易裂。其能治诸症，大抵借金气以平肝，坠下解毒而已。

［批］镇心定惊。

古钱

味辛，气凉。

金毒火毒悉去。辛凉能散风热，走下焦阴分，破凝滞之气血，开壅塞之道路。治目赤翳障盐水浸用、妇人横生逆产道路不开，火煅醋淬、月经不来胞脉闭也、五淋作痛冲任热壅、跌扑损伤气血凝滞、心腹滞痛气血结聚。最古者良，多用则效。

［批］理气破血。

生赤铜

味苦，平，微毒。

平肝散风。治贼风反折用赤铜五斤烧红，淬酒数十遍服之，善接折骨凡六畜损骨，细研末，酒调灌，直入损处。六畜死后，取骨视之，犹有铜痕。昔崔务坠马折足，以铜末和酒服之，遂瘥。及亡后十年，改葬，视其胫骨折处，犹有铜束也。但打熟铜不堪用。

［批］散风接骨。

密陀僧

味咸、辛，气平，有小毒。

以辛散咸软之性，为去湿热积滞之需。镇惊消痰，治痢疗痔，除汗瘢_{同硫黄、水粉、花椒、海螵蛸共研末，用生姜蘸擦，先以连翘四钱煎酒服，断根}，愈肿毒，杀诸虫，鼻齇面黚，收阴汗，神治多骨疮疽_{此疽时出细骨，桐油调涂即愈}。出银坑中，真者难得。今用者乃倾银炉底，多有硝铜之气，能烂诸物，不可服饵，只可外敷。

［批］散肿毒。

硫黄

味酸，大热，有毒，入心、肾二经。

纯阳之精，大补命门真火，能救阳气暴绝，阴毒唯甚。久患寒泻，脾胃虚冷，命欲垂尽者用之，可以起死回生。治寒痹冷癖、小儿慢惊，暖精壮阳，杀虫疗疮，脚膝冷疼，鬼魅作祟，老人虚秘，妇人阴蚀。伤寒厥逆烦躁，腹痛脉伏者_{阴证似阳}，以硫黄为末，艾汤调服二三钱，即可得睡，汗出而愈。

按：硫黄性虽热，而疏利大肠，与燥涩者不同_{热药多秘，唯硫黄暖而能通。寒药多泻，唯黄连肥肠而止泻}。番舶者良_{难得}。取色黄而坚者，以莱菔剜空，入硫合定，糠火煨熟，去其臭气，以紫背浮萍同煮，皂荚汤淘净用。

又法：烧溶入冷水内，如是者三次。

又法：入猪大肠，煮三时用。畏细辛、朴硝、血与铁与醋。适病而止，不可过服。

［批］补阳杀虫。

白矾

味酸、涩，性寒，入肺、脾二经。

酸能收，寒胜热。善用，有大功效于人。其用有四：能吐风热痰涎，治癫痫<small>痰迷心窍</small>、黄疸<small>其味酸苦，可以通泄</small>。疗崩带、脱肛、肠风、阴挺<small>阴肉挺出，肝经之火</small>、牙缝出血，止狐腋臭气、脚汗、阴汗<small>四者烧枯用。其性收涩、可固滑脱</small>。除泻痢，敛浮肿、烂弦风眼<small>其性燥，可治湿邪</small>。散痈疽疔肿、鼻息喉痹、瘰疬恶疮疥癣，及蛇虫蛊毒<small>其性能解毒、定痛</small>。或丸或散，或生或枯皆效。多服损心伤骨。甘草为使。恶牡蛎、麻黄。生用解毒，煅用生肌。

［批］燥湿收脱。

朴硝①

味辛、咸、酸，寒，有毒，入胃、大肠二经。

辛能润燥，咸能软坚，苦能下泄，大寒能除热。荡涤三焦肠胃积聚，却天行瘟疫热痢、伤寒阳狂，下燥粪、留血停痰，消疮肿宿食<small>悉实热之药，推陈致新，能除邪以复正也</small>。善能下胎，孕妇忌之<small>然妊娠伤寒，有当下者，兼用大黄而母子相安。经曰：有故无殒，自②无殒也。药自病当，又何患焉</small>。朴硝即皮硝，生于卤地，刮取煎炼，攻逐最烈，若无实热者勿服。

芒硝　因再煎炼，倾于盆内，在上结芒，其质稍轻。功用与朴硝同，但稍轻耳。能消五金八石，何虑积热诸坚，不为推荡消散也。化痰癖，通月经，下死胎，洗赤目，涤肠胃，止疼。若虚

---

① 朴硝：为硫酸盐类矿物芒硝族粗制品。
② 自：《素问·六元正纪大论》作"亦"。

寒者误服，伤生如反掌。

［批］泻热润燥软坚。

元明粉

味辛微甘，性冷，入胃经。

降心火，祛胃热。平伤寒实邪狂燥，去胸膈脏腑宿滞。通大便秘结，消痈肿，去目障，止泻痢血热去则肿消而目明。泻痢用大黄元明粉，盖宿垢不净，疾终不除，经所谓通因通用是也。老弱人用之，以代芒硝，诚微驱虚热之妙剂也。朴硝煎化，同莱菔煮，再以甘草煎后入罐火煅，以去其咸寒之性。阴中有阳，性稍和缓，可去热而不伤胃。若胃虚而无实热者禁用。俱忌苦参。芒硝之有牙者，为马牙硝。置风日中，消尽水气，轻白如粉，为风化硝大黄为使。

［批］泻热润燥软坚。

石膏

味辛、甘，寒，入肺、胃二经，兼入三焦。

辛能发汗，甘能缓脾益气，寒能清热，为去胃经实热之主药。治伤寒寒热无汗、头痛牙疼、大渴舌焦、便赤、日晡潮热、肌肉壮热阳明主肌肉、目痛脉交额中、鼻干脉起于鼻、不得卧胃不和也，病传胃，宜用白虎汤。疗发斑色赤如锦、发疹隐见红点，皆胃热也。逐温暑热证，痰喘太阴盛、阳狂热结，大呕吐血胃火、大便秘结肺胃热燥，不思食邪火、多食胃火。二者皆治。然能寒胃，若胃弱血虚，及病邪未入阳明者禁用热重生用，热轻煅用。味淡难出，若入煎剂，分量宜重。先煎数十沸，鸡子为使，忌巴豆与铁。

［批］泻胃火。

滑石

味甘淡，气寒，入肺、胃、大肠、膀胱四经。

利六腑之积滞，宣九窍^①之秘结，为荡热除湿之要剂。上开腠理而发表_{肺主皮毛，能除上中湿热}，下走膀胱而利水_{能除中下湿热，热去则三焦宁而表里和，湿去则小肠之下口名阑门者，自清浊分而流通矣}。治烦渴_{渗去湿热，则脾胃和而津液生}、中暑、呕吐，泄泻、水肿、黄疸、脚气_{皆湿热也}、淋闭^②_{善通石淋}、热痢_{六一散，加红曲，治赤痢；加干姜治白痢}、通乳、坠胎_{性滑}，一切湿烂疮痛。无故多服，滑精败脾，戒之！

［批］利水渗湿，泻热解肌。

赤石脂

味酸、辛、甘，温，入心、肾、大肠三经。煅，醋淬。

味涩能去脱，色赤能入血，甘温能补中。治崩漏、脱肛、泄痢、遗精，收疮长肉_{无故虚脱者可服}，收湿_{收小儿脐中汁出赤肿}，止血_{吐衄者血不归经}，固下_{凡下后虚脱，赤石脂体重，直入下焦阴分，故为泄痢虚滑要药}，催生下胞_{取体质之重，兼辛温而使恶血化也，下胎衣而不伤母}。石脂固涩，初痢者忌用_{白入气分，畏大黄}。

［批］涩收虚脱。

紫石英

味辛、甘，温，入心、肝二经。畏扁豆、附子，恶黄连。火锻、醋淬、水飞用。

---

① 九窍：中医生理术语。指两耳、两目、两鼻孔、一口为七窍，加上前后二阴，合称九窍。

② 淋闭：指淋证与癃闭。

重以去怯，湿以润枯，补心以定惊悸，达下以安魂魄。女子血海虚寒不孕者宜之冲为血海，任主胞胎。虚则风寒乘之，故不孕。紫石英辛温走二经，散风寒，镇下焦，为暖子宫要药。色淡紫，莹彻五棱者真。但系石类，只可暂用。

白石英　入肺与大肠气分。治咳逆上气、大肠泄泻、肺痈肺痿、吐脓吐血。制法同紫石英。

［批］镇心补肝。

炉甘石

味甘、辛，温，入胃经。

辛温能散风热。消肿，止血，生肌，除目瞖①翳障、赤肿烂弦，一切目疾要药。产金银坑中，金银之苗也，轻松者良能点赤铜为黄，今之黄铜皆是。煅红，童便淬七次用。

［批］治目疾。

浮石

一名海石。味咸，气寒，入肺经。

咸润下，寒降火。色白体轻入肺，清水之上源肺金生水。止渴，止嗽，通淋肺火清也，化积块老痰，消瘿瘤结核咸能软坚。水沫日久结成，海中者味咸，更良。

［批］泻火化痰。

硼砂

味甘，微咸，微辛，入肺经。

---

① 瞖：同"翳"。

色白入肺。除上焦热痰，治喉痹、口齿诸病_{初觉喉中肿痛，含化咽}津，则不成痹，退目翳胬肉^①_{研末加冰片点之}，疗噎膈、结核、骨鲠_{皆辛散}_{咸软之效}。出西番，色白似矾_{此味甘，矾味酸}。性能柔五金，则削克可知。虽生津止嗽，虚劳证勿用。

［批］治喉病目疾。

硇砂

音铙。味咸、苦，辛，热，有大毒。

化坚性烈，消金石，腐肠胃_{《本草》称其能化心为血，亦甚言不可多服}_{耳。凡煮硬肉投少许，即易烂}。用之适宜，可消宿冷癥瘕，遂顽痰，烂死胎，去腐肉，生新肌，散目翳胬肉，除痣黡^②疣赘，故外科用为要药。肿毒可破口去血，溃痈可排脓收功。但宜外治，不宜服食。若中毒，多饮生绿豆汁二升可解_{出西戎，乃卤液结成。状如盐块，置冷湿处}_{即化，白净者良。水飞过，醋煮，畏酸，忌羊血}。

［批］去腐生新。

磁石

味辛、咸，入肾经。柴胡为使，恶丹皮，畏石脂。火煅、醋淬，水飞。

性禀中和_{诸石药皆有毒}，无猛悍之气。补肾益精_{色黑味咸}，镇心，除惊痫_{重镇怯}，明耳目_{耳为肾窍，肾足则瞳仁不散大}，骨节劲，腰膝健_{俱主}

---

① 胬肉：中医病证名。即胬肉攀睛。指有一三角形脂膜胬起如肉，由眼珠眦角横贯白睛，攀侵黑睛的慢性外障眼病。是眼球结膜由眦角增生而突起的肉状物，横贯白睛，攀侵黑睛为主要表现的眼病。未遮掩住角膜者称"胬肉"；遮掩住角膜者称"胬肉攀睛"。

② 黡：黑痣。

肾。误吞铁物_{服末}。生于有铁之处，得金水之气，色黑能吸铁者真。其体重。若渍酒，优于丸散。

［批］补肾。

青礞石

味辛、咸，入肝经。火煅细研。

色青入肝，体重降下，为平肝镇惊、消散热痰之神药。治食癥腹痛、痰壅喘急_{痰见礞石即化为水}。然实痰坚积，用礞石滚痰丸，乃其所宜，若久病痰多，必因脾虚，而亦服此，百无一生矣。坚黑中有白星点，用硝石与礞石等份打碎拌匀，入砂锅，煅至硝尽，石色如金为度。如无金星者，不入药。研末水飞用。

［批］泻实痰。

花蕊石

味酸、涩，气平，入肝经。

其功专于止血，化血为水_{酸以收之}。治金伤出血，刮末敷之立止。疗妇人恶血、血晕，下死胎，落胞衣^①_{恶血去，胞胎自落}。并疗五内崩损，喷血出升斗者_{男以童便加酒，女以童便加醋，调末三五钱服}。体坚色黄，中有淡白点_{外敷生用，内服煅用}。

［批］止血。

代赭石

味苦、甘，气寒，入肝、心包二经。

---

① 胞衣：亦称胎盘、混沌衣、衣胞。

下气降火，专治二经血分之病。疗吐衄崩带、肠风痔漏_{悉血有}邪热、月经不止、胎动、产难_{凉血活血}、小儿慢惊_{用末五分，冬瓜仁汤调服}。煅红醋淬，水飞用。干姜为使，恶雄附①。以上诸证，俱可为散或水、或酒、或童便酌量调服。

［批］养血凉血。

阳起石

味咸，气温，入右肾命门。

以咸温之性，补相火而壮元阳。治阴痿精乏、子宫虚冷、腰膝无力、血积癥瘕、崩中漏下_{多属火亏}。出齐州阳起山，冬不积雪，其气之温暖可知。以云头雨脚、鹭鹚毛、色白滋润者良，真者难得。火煅、醋淬七次，研末，水飞用。桑螵蛸为使，恶泽泻、桂、雷丸，畏菟丝子，忌羊血。命火旺者忌用。

［批］补命门。

禹余粮

味甘涩性平，入胃、大肠二经。

二经血分重剂。治血闭癥瘕、崩中带漏_{涩能固下}，又能催生。石中黄粉，生于池泽无砂者良。

［批］固下。

皂矾

一名青矾。味酸，性涩。

---

① 雄附：指中药天雄与附子。

酸涌涩收，燥湿化痰。解毒、收涩、杀虫之功，亦与白矾相似，而力差缓。散喉痹_{醋调咽汁，酸涌化痰}，治疮癣_{燥湿解毒}、肠风_{湿热既散后宜收涩}，消肿胀_{方载肿门}、食积_{同健脾消食药为丸}。煅赤用_{名绛矾，入血分。伐肝、燥湿、消肿，服须醋淬}。胃弱者不宜多用。忌荞麦。

［批］燥湿化痰。

胆矾

味酸、涩、辛，寒，入胆经。

性敛上行，涌吐风热痰涎，发散风木相火。治喉痹_{醋调，噙咽吐痰立效}、牙虫、疮毒、阴蚀_{虫生风湿}。产铜坑中，乃铜之精液。磨铁作铜色者真_{人以醋揉青矾伪之}。

［批］吐痰杀虫。

砒霜

系砒黄所炼而成者，大毒杀人，能毒鼠犬。

止可外用。蚀败肉、枯痔、杀虫，切毋内服。出信州①，故名信石，锡之苗也_{故锡器亦有毒}。生者名砒黄_{醋磨涂一切肿毒}，炼者名砒霜_{炼时，所近草木皆死}。中毒者服绿豆汁、冷水或者可解，十救一二。

［批］攻毒杀虫。

---

① 信州：唐乾元元年（758）析饶、衢、建、抚四州之地置信州，治所在上饶县（今江西上饶市西北天津桥）。辖境相当今江西贵溪以东，怀玉山以南地区。

石灰

味辛，气温，有毒。

性能坚物干掺，**又能软物**同水用。**散血**，**止血**腊月纳黄牛胆中，阴干用，**止泻痢**虚滑、**白带**、**白淫**①石灰二两、茯苓四两为丸，**收阴挺**阴肉挺出或产后玉门不闭，熬黄，水泡温洗**脱肛**。**治恶疮癫疮**、**死肌**。**杀痔虫**，**去胬肉**，**消结核**、**瘿瘤**或为末掺，或醋调敷，**解酒酸**投少许，**堕胎孕**，**落眉毛**，**点疣痣黑子**同糯米煮透，挑破点之。风化者良。古墓中石灰名**地龙骨**，得土气既深，解诸毒更捷。治顽疮脓水淋漓，疮口易敛。舱船②油灰名**水龙骨**，得油性之润，复得水气之阴，治金疮跌伤及诸疮瘘血风臁疮。

［批］燥湿杀虫，化坚收脱。

食盐

味咸，性寒，入肾经及脾、肺诸经。

通大小便咸润下，**除目赤**茶调洗凉血，**治心腹卒痛**炒熟熨之，**吐上焦痰饮**，**开小便秘塞**二症用盐三钱，炒红，水淬服则呕，童便淬服则上呕下泄，自痰饮吐而小便通。法详小便秘门，**疗多笑**经曰：神有余则笑不休。神，心火也，用盐煅红，煎服自瘳，水制火也，**坚筋骨**骨消筋缓，皆因湿热，盐渗湿除热，**除齿痛**清火固齿，**解霍乱**亦用吐法，方载本门。少用，引药入肾；过多，黑肤多渴渗胃中津液也。水肿、咳嗽最忌。西北人不耐咸，少病多

---

① 白淫：《素问·痿论》："思想无穷，所愿不得，意淫于外，入房太甚，宗筋弛纵，发为筋痿，及为白淫。"王冰注："白淫，谓白物淫衍，如精之状，男子因溲而下，女子阴器中绵绵而下也。"

② 舱（niàn 念）船：用桐油和石灰填补船缝之船。

寿。东南人嗜咸，少寿多病。修养家故少用耳。

［批］润燥引吐。

青盐

味咸、微甘，寒，入肾经。

甘咸而寒。助水脏，平血热，消痰降火。除目痛、吐血、尿血、齿血、舌血_{咸寒}，坚骨固齿_{补肾}。固齿方在齿门，明目乌须_{肾足}。此盐出于西羌涯涘之阴，不假煎炼而成，功用略同食盐，而滋益胜之。方棱、色青者良。

［批］补肾清血热。

石蟹

点目中生翳肿痛，天行热疾，解一切金石药毒，散痈肿_{醋磨敷}。细研，水飞用。

石燕　水煮汁服之，治淋有功。妇人产难，两手各握一枚，立验。

石蚕　破石淋血结，主金疮生肌。

［批］明目消肿。

矾石

味辛性温，有大毒，不炼服，杀人。

性辛热，善治积冷痼疾，寒湿风痹。有苍白数种，火煅但解散，而质仍坚，其性与砒石相近，不必内服。此石生于山，无雪，今置水而不冻者真。

［批］祛寒积。

诸水

长流水<small>取来远流长之意</small> 手足之疾，非此莫攻。

顺流水<small>取性速趋下之意</small> 通二便，催生产，下胞衣<small>但要顺取</small>。

逆流水<small>即回澜倒流也</small> 堪吐上焦痰饮<small>但要逆取</small>。

井华水<small>将旦时汲</small> 补阴虚，且清头目。盖缘天一真气浮结水面也。

新汲水<small>系新汲，未经缸瓮者</small> 养心神，解热闷、烦渴热病用浸青布，互熨胸口。心闷汗出，用之和蜜饮，妙。

甘澜水<small>用流水，以瓢扬万遍。亦日劳水</small> 水性咸，而重劳之，则甘而轻。用之煎药，治霍乱、伤寒、劳伤，及中州之病。能益脾胃，且不直下。

春雨水 立春雨水日，或下雨，以器空中迎接。年壮未嗣人，夫妻煎服，入房主孕。

腊雪水<small>瓮仳埋地</small> 性寒。治时行热疫。

冰 大寒。伤寒阳毒，热甚昏迷者，置膻中<small>两乳中间</small>，良。解烧酒毒<small>盛夏饮冰，暂时爽快，但与气候相反，冷热相激，却致诸疾。饮凉水、食西瓜者亦如之。宋徽宗食冰致病，用冰煎大理中丸服之，果愈，是治受病之源也。凡病因某物而致者，仍取原物为引。</small>

阴阳水<small>沸汤、井水等份合服，取阴阳相合，无有偏胜</small> 治干霍乱，不吐不泄。此际脉证难审，难于用药<small>有用姜立毙者</small>，唯服阴阳水一二杯，自吐自泄而愈，最为稳协。

地浆水<small>掘出老土，以水沃之，搅令浊，澄清服之。以诸毒遇土则化也</small> 治中暑卒死者<small>有法载暑病门</small>、泄痢、冷热赤白、腹内热毒绞痛，或不呕不泄。解一切鱼肉菜果药物诸菌毒菌音郡，生朽木湿地上，亦名蕈及虫蚑入腹如误食马蟥蚑，入腹生子为患，地浆下之。

梅雨水四月雨 洗癣疥，灭瘢痕。沾衣易腐，浣垢易洁。

洗碗水 治恶疮久不瘥者，煎沸，以盐投中，洗之立效。

露水 宜煎，润肺药。治劳虫、传尸，止消渴，截疟疟必由暑，故治疟药露一宿服。

花上露 令人好颜色。

[批] 各有所长。

诸土

凡用，去上恶物，取下老土。

黄土 入药取其助脾胃也。其功用与上地浆同。

东壁陈土 年久者得太阳真火之气，生土更有力。治虚寒滑泻、中暑霍乱，敛下部湿疮。

鞋底土自己穿者 至他方不服水土者，研水服立效。

鼠壤土 治中风筋骨挛疼。日曝干，研服。

燕窝土 味甘寒，降火解毒。治一切痛痒疮疡水调湿敷。朝北燕窝土名回燕膏，贴瘰疬最效。

井底泥 至阴大寒，解汤火伤。治孕妇热病，取敷心下肚脐丹田二三次，可护胎无失。

蚯蚓土 味甘，气寒。治赤白久热下痢用一升，炒烟至尽，活水半升，滤净，饮之即愈。外涂小儿阴囊肿痛，及敷热毒疮肿、蛇犬咬伤土能化毒。韭地上者更佳。

粪坑底泥 纯阴大寒。治发背诸恶疮。为末，水调敷。若疗肿，加蝉蜕、全蝎，捣末，麻油调敷四围。

烟胶即熏焇①牛皮灶上黑土　治头疮、白秃、疥癣、烂疮流水。取为末，加轻粉少许，麻油调涂，即瘥。

［批］各可取用。

伏龙肝

味甘辛兼咸，气温。

调中止血，去湿消肿。治咳逆辛以散肺，反胃甘以补土，止吐衄崩带、遗精、肠风以亏损既多，中气必虚，甘能补中，温能和气血也。散痈肿毒气辛散咸软。醋调或捣蒜和涂，脐疮研敷、丹毒鸡子白调，催生下胎子死腹中，水调三钱服之。其土当儿头上戴出，以灶土神明而下镇也，辟邪时疫，以灶神灵可祛幽暗，止儿夜啼能镇重也。系灶中对釜底心之土，取年久褐色者良，研细，水飞用。

［批］止血消肿。

百草霜

味辛，气温。

能治一切血病吐血、衄血、血晕、血痢、便血、崩漏、金伤出血以黑胜红，水克火也。细研内服，或药调、童便调。面疮勿掺，入肉如印凡皮破出血者，掺之即止。系铛②底黑垢，刀削下，细研用。烧杂草者更良。

［批］止血。

---

① 焇（xiāo 肖）：干燥。

② 铛（chēng 称）：古代的锅。

墨

味辛，气温。

止一切血热妄行、鼻衄和茶服、产后血晕、崩中暴来。淡醋磨服，或加韭汁。飞丝入目，浓磨点之，少顷丝黑成团，以灯心取出。下死胎，逐胞衣酒磨多服，散痈肿醋磨或猪胆汁磨，厚涂之，天行热毒吐血韭汁磨吞。不凉不热，用之稳协。

［批］止血。

禽兽部

鸡

味咸，平，入肺、肾二经。

补阳起阴，兼有风火之义属巽木，木动风。其肉甘温，补虚温中，固胎利产妊妇用牡鸡[1]汤汁，煮米粥常食，胎前能固，产时快利。

鸡血 疗痿痹、中恶腹痛，解毒、下乳、小儿惊风、便结皆宜热服。

鸡冠血 治白癜风、中恶客忤，及风中血脉、口角歪斜涂颊即止、缢死欲绝鸡血及冠血，热灌即活。和酒服，发痘最佳老雄鸡冠血。涂蜈蚣、蜘蛛、马咬等毒、百虫入耳热血滴之，对口毒疮冠血频涂，取毒以攻毒也。

雄鸡头 大能发痘，或头面陷伏，食之最妙。当灌浆时，不拘鸡头，即鸡肉亦佳。

---

① 牡鸡：指公鸡。

鸡肫皮一名鸡内金　消宿食，化积聚，止便数遗溺。

鸡子　正心止惊，益气补血，清咽开音。止久嗽滑痢醋煮，安胎，利产衣不下，吞黄二三枚，解发刺喉，令吐即下，**疗火疮**卵黄和发煎出油，涂之，**免痘疹**用新鸡卵，童便浸透，每日煮食一枚，有验。**多食令人滞闷。**

哺雏蛋壳　细研，麻油调，搽痘毒神效。磨障翳或点或同药煎服，敷下疳用末。

卵中白皮　入肺，破结气，治久咳立止同紫菀、麻黄和服。

鸡窝草　暗置席下，禁小儿夜啼勿令母知。

鸡性热，凡初病者忌之。唯乌骨鸡别是一种鸡属木，黑属水，得水木之精气，主阴虚发热、蓐劳崩中，凡肝肾不足之病俱能补益。唯舌黑者骨肉俱黑男用雌，女用雄，更妙。

［批］温补。

鸭

味甘、咸，冷，入肺、肾二经。

滋阴除蒸。止嗽化痰，消水肿利水，治热痢虚而热者可用。

鸭血　善解诸毒凡中金银、丹石、砒霜、野葛毒者，热饮。**溺水死者灌之即活。**

卵　甘咸，能滋阴。盐藏者亦能滞膈。食多软脚，小儿尤忌。

野鸭　补虚益力。退水肿，去虚热，消食积，疗疮疖。

忌与胡桃、豆豉、木耳同食。

［批］补阴。

雁肪

小曰雁，大曰鸿。补虚劳，逐风挛。多服长须发，久食壮筋骨。

［批］补虚祛风。

鸽

味咸，气平，入肾、肺二经。

调精益气。治白癜疮疥，解诸般药毒。其卵能预解痘毒，从二便而出。其屎名**左盘龙**，醋调，敷白秃效。

［批］益气解毒。

燕屎

治久疟最灵，临发日搅酒熏鼻即止。寨作汤浴小儿，逐惊痫，除疮疥。

［批］截疟。

雀卵

味酸，气温，入肾、命门二经。

温主通行，性善走下。补阳滋阴，主广嗣续同天雄、菟丝子为丸，空心酒下五丸，治男子阴痿，妇人带下。温补命门之功也。

肉　大温热。益气补阳，暖腰膝，而功用不及于卵。孕妇忌食。

雄雀屎　一头尖者是雄，两头团者是雌　名白丁香。能破软疖以雄雀屎涂顶，去胬肉以妇人首生男子之乳，研雀屎成泥，点目中胬肉、赤脉贯瞳子者，立消。

［批］补阳。

苍鹅

肉有毒。因多食虫，发诸疮疥。

白鹅　不食虫，性寒，解五脏热，止消渴。

其卵性同，但多食发痼疾。

［批］解内热。

雉

益少损多。九、十两月宜食，补五脏，止消渴，治气逆喘息，小便频数，并肠胃气虚，下痢口噤。余月食之，发疮毒。

［批］微补脏腑。

猪

味甘、咸，寒。

水畜。 其肉气味最佳，能引人多食饭食，长气力，倍精神前人多言损人，可不必信。

心血　作补心丸散向导。养心安神，镇惊悸，禁邪梦猪杀时惊气入心，绝气归肝，皆不可多食。

血　能败血损阳。多食寒胃发泄。

尾血　少加冰片，治痘疮倒靥取其活动能发。亦有用心血者。

肝　入肝，明目将胆汁渍肝，湿纸包煨熟食，最清目热，同夜明砂作丸，治夜不能睹名雀目者。

肺　补肺。治肺虚咳嗽肺痈、吐脓血，蘸苡仁末食。

肚　入胃，健脾脾胃旺，则精血生而虚劳自愈，此乃猪身中有益无害之物也。

肾　入肾。治腰痛耳聋猪肾一对，酒一分，童便二分，瓦罐煮熟，五更食之，劳病一月愈。

肠　入大肠。治肠风血痢同黄连丸服。

胆汁　苦寒。泻肝胆之火，明目杀疳，能通大便阳明证内无热者，便虽秘勿攻，用胆汁和醋，少加猪牙皂末，灌谷道，为不伤胃。浴初生小儿，永无疮疥。

尿胞　治遗漏疝气，用作引经。

猪脂　甘寒。凉血，润燥，杀虫疮药用之。利肠能通大便，滑产，治疮用之熬膏。

猪蹄　煮汤，通乳汁加通草佳。洗败疮凉血止痛。

悬蹄甲　治痘疮入目煎水频洗、五痔、肠痈左甲右甲不拘。

胵俗名胰子　治肺痿咳嗽、气胀喘急。润五脏和枣肉浸酒服，主痃癖瘦羸。多食损阳，去垢腻能浣垢衣。

脑髓　治脑鸣、头眩多食滑精。

乳　使人润泽。治天吊猪痫、脐风撮口。

脊骨髓　入补阴丸中，助真阴，退骨蒸，除脊痛。

猪窝草　密置席下勿令人知，止小儿客忤夜啼。

猪卵即劫出双睾丸　治小儿惊悸癫痫、大人鬼疰蛊毒、五癃挛缩、寒热贲豚。

头肉　鼻唇　多食动风。

舌　多食损心凡病初起忌之者，以其补肌固表，难于发散也。又按：猪肉生痰，唯风痰、湿痰、寒痰忌之；如老人燥痰干咳，更须肥浓以润之，不可执泥生痰之说也。

[批] 脏腑引经。

犬肉

味咸，入脾、肾二经。反商陆，畏杏仁，恶蒜。

酸而咸，温暖脾胃，而腰肾亦受其荫矣。补虚寒，长阳气内外两肾尤胜。阳旺者勿食。妊妇食之，令子无声。热病后食之，杀人。道家以为地厌①，不食。

狗宝结成胸腹中者　专治翻胃，善理疔疽。噎由痰及虚寒者相宜，若血枯胃弱者切忌。

[批] 补虚寒。

羊肉

味甘，性温，入脾、肾二经。反半夏、菖蒲，忌蒜。

补中益气，安心止惊十剂曰补可去弱，人参羊肉之属是也。人参补气，羊肉补形。

肝　补肝而清目。

胆汁　点目去赤肿翳障目者肝之外候，胆之精华也，胆汁减则目暗，故诸胆皆治目病。方载眼目门。

肺　补肺虚咳嗽、小便频数。

肚　健脾，敛虚汗。

须　烧灰，麻油调敷小儿疳疮、羊须疮。

---

① 地厌：古代术数家谓狗为地厌。道教认为雁、犬、鱼知情达理，不应食用，称为三厌，即天厌雁、地厌犬、水厌鱼。

骨髓　煮酒，滋阴虚，利血脉。

肾　补肾。精枯阳败者，同人乳粉五钱，空心食之，极效。

心　补心。治忧恚气痛_{有孔者勿食}。

血　主女人血虚中风、产后血晕闷绝者，生饮一升即活。并解丹石药毒如神。

胫骨　入肾而补骨。烧灰擦牙良_{胫骨灰一两，升麻、黄连各三钱，青盐八分，和匀日用}。误吞铜铁者_{用羊胫骨灰三钱，米汤下，次早从大便出。盖羊胫骨灰可以磨镜，羊头骨灰可以消铁}。

乳　甘温，润胃脘大肠之燥。治噎塞、蜘蛛咬伤_{浑身生丝者是，饮之即瘥}。发痘疮必用之。羊食毒草，凡疮家及痼疾者忌之。反半夏、菖蒲，忌铜器_{牡羊曰羖、曰羝。去肾曰羯，子曰羔，羔五月曰羜}。纯黑者良，入肝肾。

［批］补虚劳。

羖羊角

味苦咸，性寒。

甘寒，能去诸热。治目清^①盲_{肝热}，平惊悸_{心热}，杀疥虫_{湿热}，除头风_{火热上升}，疗百节中结气、妇人产后余痛_{血热气壅}。取之时勿中湿，湿即存有毒。

［批］泻热。

牛肉

味甘，气温，入脾经。

---

① 清：疑为"青"误。

安中补脾，养胃益气。

角尖 治一切血瘀、血崩、带漏。

乳 养血润燥。治反胃噎膈<small>日饮牛乳，加姜汁。详载本门。</small>

酥酪 醍醐 皆牛羊乳所作。滋润滑泽，宜于血热枯燥之人。但病死者、独肝者、黑身白头者勿食。中其毒者，用甘草或绿豆汤代茶服，若口渴，饮茶及水者死。

［批］平补脾胃。

黄明胶

<small>即牛皮胶。味甘，平，入肝经血分。</small>

治吐血、下血、血淋、妊妇胎动下血<small>血虚有热，此能凉血生血</small>、风湿走注疼痛、跌扑伤、汤火疮、痈疽肿痛<small>活血</small>。其功用与阿胶略同。但非阿井水及驴皮同造，故不能疏利下行耳。一名水胶，为外科活血止痛要药。明亮、六月不软、无牛皮气者良<small>蛤粉炒成珠，或酒蒸化用。</small>

［批］凉血活血。

牛黄

<small>味苦、甘，平，入心、肝二经。人参为使，恶龙骨、胆草、地黄、常山，畏牛膝、干漆。</small>

牛食百草，其精华凝结而成。清心，退热，化痰，平惊<small>急惊当用</small>，通窍，避邪，治中风入脏、口噤癫痫<small>心热则火生焰，肝热则木生风，风火相搏，胶痰上壅，遂致中风不语。中脏者多滞九窍，宜用。中腑者多着四肢。中经络者外无六经形证，内无便溺阻隔，若误用之，反引风入骨，不能出也。初宜顺气开痰，继宜养血活血，不宜专用风药以燥其血也。治详中风门。</small>疗小儿百病，如

急惊热痰壅塞、麻疹余毒、丹毒、牙疳、喉肿一切实症垂危者，可使之夺命。平痘疮_{火盛色紫，}发狂发斑，堕胎孕_{妊妇勿用。}牛有黄，夜视其身有光，毛润，皮红而泽，欲吐时，必多吼唤，以盆水承之，如鸡子黄大，名生黄，难得。杀死，有得于角者、心者、肝胆上者，成块成粒，总不及生黄。黄透甲者真_{骆驼黄易得，}人以此伪之。

［批］泻热疗惊。

阿胶

味甘、辛，平，微温，入肺、肝、肾三经。蛤粉炒成珠，或酒蒸化用。山药为使，恶大黄。

养肝补肾，清肺益气_{肺主气，}_{肾纳气。}治吐衄崩带、血淋、血痔、肠风尿血、经脉不调、血枯血燥，伤暑热痢_{和血补血。}疗虚劳、肺痿，止嗽，定喘_{润燥化痰，}胎前产后_{养血，}及除一切风病_{血足养肝，则}_{木平风息。}久服轻身益气，温和之品也_{阿井乃济水之眼，《内经》以济水为天}_{地之肝，骡皮又合北方水色，气味俱阴，功力自大，故入血，治血证及风证如神。取}_{其益阴滋水、补血清热之功也。光明微绿，体坚而脆，折之易断，夏天不软者真。}

［批］补血和血。

虎胫骨

味辛，性热，酥炙研末。

虎者西方之兽，本金气而能制木，故啸则风生。搜风健骨，定痛辟邪。治脚膝软弱酸痛_{用前胫骨。虎虽死而不仆，其气力皆在前足，}疗历节拘挛风痹_{头风用头骨，足风用胫骨，腰脊风用脊骨，各从其类也，}除鬼祟恶梦、伤寒瘟疟_{用头骨，或佩或作枕，或置户下。}

虎肚 治反胃_{取生者，存滓秽勿洗，新瓦固煅存性，入平胃散一两，每服三}

钱，效。但宜于食膈，若气膈、血膈、痰膈恐难见功。

虎睛 为散，竹沥下，治小儿惊痫夜啼。

虎爪 小儿佩之，辟邪镇神。

中药箭死者，必有微黑色，毒能损人，不可不辨。

［批］搜风健骨。

犀角

味苦、酸、咸，入心、肝、胃三经。升麻为使，忌盐。

凉心泻肝，善清胃中大热。治瘟疫狂妄、发黄湿热郁也、发斑伤寒下早，热乘虚入胃则发斑；下迟，热留胃中亦发斑，疗伤寒热毒闭表，烦热昏闷而汗不得出者，磨尖入药，汗如响应仲景云：如无犀角，以升麻代之，则知升麻之升散，亦能如犀角之升散阳明也。吐血、衄血、下血及畜血发狂磨汁服、痘疮稠密、内热黑陷凉血解毒。痘证初起，原借热以升发，若大寒，则伏而不出矣。不得早服，消痈化脓，定惊止悸去心烦热。犀角能凉血清热，散邪解毒，但非大热，不敢轻服。妊妇忌之犀，神兽也，故角之精者名通天，夜视有光，能开水辟邪，禽兽见之皆辟易。乌而光润者胜，角尖更胜。入汤剂，磨汁用；入丸散，锉细，纸包纳怀中，待热捣之，立碎，以阴寒之质，得阳和而冰解也。

［批］泻心胃实热。

羚羊角

味咸，寒，入心、肝、肺三经。

羊属火，而羚羊属木，直入肝经，凡肝经之病，皆能治之。明目去障目为肝窍，祛风舒筋，散惊痫拘挛肝木生风，疗狂越邪梦肝藏魂，能泻心肝邪热，化瘀滞恶血、血痢、肿毒肝主血，此能散血。羚之性灵，而精在角，故又辟邪而解诸毒。痘症血热干燥能清，较之犀角凉心镇心者，更无冰伏之患，故功力尤稳耳_{出西地，似羊而大，角有}节，最坚劲，能碎金石。夜宿防患，以角挂树而栖，角有挂纹者真。一边有节而疏，乃山驴、山羊，非羚也。锉研，或磨用。

［批］泻心肝火。

熊胆

味苦，性寒，入心、肝二经。

凉心平肝，明目去障_{肝平}。治惊痫_{心凉}，杀虫_{味苦}，疗痔瘘疳积，止痢，去疸_{苦泻湿热}，及小儿热痰惊痫、烦热癥疾等实证_{以竹沥}化两豆粒许，服之甚良。亦治鼻疮、热疮、肿痛_{以水化加冰片涂之效}。胆不附于肝，春在头，夏在腹，秋在左足，冬在右足，依时搜取，悬风处阴干。恶地黄、防己_{欲辨其真，取灰尘先封水面，将胆投尘上，尘即两}开，再以墨磨碗中，胆入墨中，墨即飞碗边者真。

［批］泻热。

望月砂

即兔屎也，入肝经。

明目，去痘后翳障_{兔得太阴之精，望月而生，复食明目之谷精草，故功能}明目。沙糖汤调服。

兔血　兔血丸稀痘疮_{腊月八日取兔血，和荞麦面，少加丹砂、雄黄各五}分，候干，丸绿豆大，小儿以乳汁化服二三丸，遍身发出红点，是其验也，最效。

兔脑髓　性温而滑润，催生利胎之圣药也_{用方在生产门。}

兔肝　泻肝热，能明目_{肝开窍于目，兔目不瞬，以肝气之有余，补人肝气}之不足。

兔头骨　治头眩痛_{兔属金，而头骨在上，尤得金气之全，故能平木邪，疗}

头风并癫疾也。

兔肉 补中益气性寒损阳，八月至十月可食，余月不宜食。孕妇食之，生子唇缺。

皮毛 烧灰，细研，酒服，理产后胞衣不下、血晕将危，饮下即安。

［批］明目。

鹿茸

味咸，性温，入肝、肾、命门三经。

禀纯阳之质，含生发之气，填精血，补真阳。治虚劳、健腰膝肾水可以制火，腰膝，肾之府、四肢酸痛、头眩眼黑、崩带精泄皆肝肾不足。坚齿牙，治耳聋肾足。又有**麋茸**，皆能补肾鹿，阳兽，喜居山，故鹿角夏至解，阴生阳退之象，补右肾阳气不足。麋，阴兽，喜泽居，故麋角冬至解，阳生阴退之象，补左肾血液不足，物异而性亦殊也。

鹿角 咸温。生用则散热行血，消肿解毒醋磨涂肿毒，为末酒服，治折伤，辟邪，治梦与鬼交酒服二钱，鬼精自下。能逐阴中邪气恶血。

鹿肉 甘温。通血脉，补中气，益脾胃，强五脏。服之有益无损。

［批］大补阳虚。

鹿角胶

味甘咸，入肺、肝、肾三经。

善助阴中之阳，为补阴要药。益气血，填精髓，壮筋骨，延年寿。疗吐血、下血、尿精、尿血、妇人崩淋、赤白带浊、血虚无子皆肝肾不足之病，此能养肝补肾，诸症自瘥。更能安胎、敛汗，治折伤，舒气喘。凡劳伤羸瘦之人，最宜久服多服。用蛤粉炒成珠即研末，入药末拌匀，否则潮润成胶，或酒蒸用。

造胶法：取新角寸截，水浸七日，洗净，焙燥，酒淬七次，捣碎，桑火煮三日，候滓浮起，滤干，为霜，入丸以为佐使，其汁入醋少许，再加酒熬成膏，或合酒服，或配药，俱妙。畏大黄。

［批］补阴阳。

麝香

味辛，温，忌大蒜。

其香芬烈，为通关利窍之上品。辟恶气精鬼、蛊毒瘟疟、中恶心腹暴痛、惊痫。一切膏药掺药用之，皆取其开经络、透肌骨之功用。疗鼻塞耳聋、积聚癥瘕、眼目翳障皆气滞病，香能散之。然以走窜为功，消阴耗阳，坏果败酒。劳怯人及孕妇切忌佩带下胎。用当门子良欲辨真假，置些须于火炭上，有油滚出而成焦烬炭者真，若火燃而化白灰者假，市人或搀荔枝核伪之。

［批］通关窍。

獭肝

味甘辛，有毒，入肝、肾二经。

益阴补虚。治传尸劳虫，有圣神之功尸疰、鬼疰在身，沉沉默默，积月累年，痷瘲①至死，死时复传亲人，乃至灭门。唯用獭肝阴干为末，每日三服，水下二钱，以瘥为度。诸肝皆有叶数，唯獭肝一月一叶，须于獭身取下为真，此为难办。另有方在诸虫门。

［批］杀传尸劳虫。

---

① 痷瘲（yè dié 叶碟）：小病。

象皮

味咸，温。

善合金疮，立长肌肉凡疮无毒而不敛口者可用，熬膏为散俱效。

［批］敛金疮。

白马溺

味辛，气寒。

杀虫，化癥积、鳖瘕腹痛属鳖病，饮马溺，化为水，落齿马溺浸茄树根

三日，炒为末，点之即落。

［批］杀癥鳖。

驴溺

味辛，气寒。

治反胃热饮二三次便愈，杀诸虫。

［批］治反胃。

鼠矢①

味甘，微寒。

治伤寒劳复发热、男子阴易腹痛妇人伤寒初愈，即与交合，毒中男子名

---

① 矢：通"屎"。《左传·文公十八年》曰："(惠伯)弗听，乃入，杀而埋之马

矢之中。"

阴易；若女人与伤寒男子交者名阳易。《活人》有鼠矢汤。两头尖者为雄鼠矢。

鼠胆汁 滴耳中，治三十年老聋鼠胆随死随消，不易得也。

鼠肉 治儿疳疮瘘鼠性善穿，而治疮瘘，因其性也。

［批］治阴阳易。

夜明砂

一名天鼠矢。味辛，寒，入肝经。

肝经血分药，活血消积。专治目盲障翳虽有他用，明目之外，余皆可略。按：此即蝙蝠矢也，食蚊，砂皆蚊眼，故治目疾。淘净焙用。恶白薇、白蔹。

［批］散血明目。

鳞介鱼虫部

龙骨

味甘、涩，微寒，入心、肝、肾、大肠四经。忌鱼与铁，畏石膏。火炼、水飞、酒煮。

性主收敛，凡滑脱之病，俱为可治，如吐衄崩带、遗精脱肛、大小肠利、虚汗气喘气不归元则喘、溃疮滑痢唯久病虚脱，无夹杂者可用。白地锦纹，舐之粘舌者真人或以古圹灰伪之。

［批］止虚脱滑精。

龙齿

味涩，性凉。

镇心安魂<small>龙属木，主肝，肝藏魂；虎属金，主肺，肺藏魄</small>。治大人痉癫、狂热、小儿一切惊痫。其余敛涩固脱与龙骨同。

［批］镇惊固脱。

龟板

<small>味咸，寒，入肝经。恶矾，酒浸炙黄。</small>

性至阴。治血虚劳伤骨蒸、腰背酸痛，破癥瘕<small>咸软坚</small>，止崩漏<small>咸润下</small>、久咳<small>虚火</small>、痰疟<small>老疟也，中有痞块，名疟母</small>。至阴能除虚热，无虑阴火之亢烈也。熬膏用大者，洗净捶碎，水浸三日，以桑柴火熬膏。性味浓厚，尤属纯阴，能退孤阳。凡阴虚劳热，阴火上炎，为吐血衄血、肺热咳喘、消渴烦扰、蒸汗狂妄之要药<small>滋阴以除邪火</small>。然性寒，善消阳气。若阳虚假热，及脾胃命门虚寒者忌之。

［批］补阴益血。

鳖甲

<small>味咸，平，入肝经。</small>

色绿属阴。治劳瘦骨蒸、往来寒热、瘟疟疟母<small>元气虚，邪陷中焦，则结为疟母</small>。鳖甲能益阴除热而散结，故为治疟要药。凡癥痔、经阻、产难、厥阴血分之病皆治<small>鳖色青应木，故走肝益肾而除热。龟色黑应水，故通心入肾以滋阴。阴性虽同，所用略别</small>。色青而绿，九肋者良。醋炙。若治劳，童便炙。亦可熬膏。

鳖肉　凉血补阴，亦治疟痢。恶矾石，忌苋菜、鸡子。

鳖胆　味辣，可代椒解腥。

孕妇食之，生子项短。

［批］补阴退热。

穿山甲

又名鲮鲤甲，味咸，平，微寒，入肝、肾二经。土炒，或人乳炒。

性善窜喜穿山，可走周身，通经络，顷刻直达病所某处病的取某处的甲为引，最效。行经滞，下乳汁用甲，炮研末，酒服，外以热梳疏乳，或同王不留行煎服，消痈肿未成即消，已成即溃，溃后少用，治痛痹在上则升，在下则降，截疟能破暑气所结，发①痘陷伏者可佐补药以起发之，并疗蚁瘘饭食中误食蚁中毒，或块破则出水，用甲炒研敷之。但性猛烈，不可过用，虚弱者更当审慎。

［批］通经络达病所。

牡蛎

味咸，寒，性涩，入肾经。贝母为使，恶麻黄、辛夷、吴茱萸。火煅，童便淬，研粉用。

专入肾经，亦随药以走诸经。化老痰、结血、瘰疬有方在瘰疬门、结核颈核用茶调服，上焦瘿瘤同天花粉、茶叶用。凡属结积，同贝母用，去胁下积块同柴胡用，消痈肿同大黄用，皆咸能软坚也。治遗精、崩带性涩，止嗽肺虚可用，敛汗用麻黄根、黄芪等份末服，止虚汗，禁遗尿同熟地用，皆涩以收脱也。疗虚劳烦热，利湿同白术用。水病囊肿，牡蛎粉二两，干姜炮五钱，为末，水调，或葱汁白面调敷，干则频上，囊大热，小便消即愈，截疟化疟痞，止渴，皆微寒清热以补水也。

按：虚而热者宜用，有寒者忌之海气化成，纯雄无雌。

［批］软坚涩脱。

---

① 发：本义为射出箭。引申指引起，引导，开启，打开，张大，扩展。此用作动词，使内陷天花（痘）发散出来。

石决明

味咸，平，入肝、肾二经。盐水煮，细研。

咸寒入血，除肝经风热。内服治目青盲内障，细研水飞，点目，消外障目者肝之窍，肝火清则目病悉平、痘后目翳同谷精草等份研细，猪肝蘸食即退。亦疗劳热并泄精同龙骨服，解酒酸为末投热酒中即解。得水中之阴气以生，如蚌而扁，唯一片无对，七孔、九孔者佳。

［批］泻热明目。

蛤粉

蛤蜊壳煅为灰，味咸，冷。

止咳嗽凡咳者诸药不效，用蛤粉少加青黛，麻油数滴，水调服。若劳咳，未必大效。凡一切炒阿胶、鹿胶等俱用之牡蛎、蛤蜊、海蛤、文蛤并出海中，功用略同。出江湖者，但能清热利湿，无咸水浸渍，不能软坚。

肉　止渴，解酒。

［批］止外证咳嗽。

田螺

味甘，大寒。

清热利湿止渴。利二便前后不通，腹胀如鼓，以盐和壳捣碎，帛系脐下即通。引热下行，凡一切邪热俱可外用，治脚气捣数螺，系两股，自冷气趋下而安，疗噤口毒痢用螺加麝少许，捣饼烘热贴脐下，自热下思食、目热赤肿入盐花，取汁点之，解黄疸，搽痔疮湿热为病。

［批］清热。

珍珠

味咸，寒，入肝经。乳浸三日，或用绢包入豆腐中，煮用。

感月而胎若中秋无月，则蚌无胎，水精所孕。安魂定悸宝物多能镇心，如琥珀、金银之类，堕痰镇惊，止渴除蒸，拔毒生肌咸寒之效，点目退翳。

按：珠体最坚，研如飞面方用，否则伤人。病不由热者忌之。

［批］泻热镇惊。

海螵蛸

味咸，温，入肝、肾二经。恶白及、白蔹、附子。炙黄用。

咸走血。善治妇人经枯血闭，并吐衄崩淋能生血和血。补肾固精，令人有子。小儿下痢脓血性涩能收，去目翳和蜜点之。疗下疳痘疮、臭烂脓湿、汤火诸疮为末敷之、小儿重舌鹅口①同鸡子黄调涂、舌肿出血同蒲黄末敷、聤耳同麝吹之、男子茎中肿痛、妇人阴痛烧灰存性酒服。一名乌贼骨，一名墨鱼腹中有墨，书字，逾年乃灭，防奸人作弊。常吐黑水，自罩其身。

［批］和血涩脱。

蜂蜜

味甘，平，入脾经。忌生葱、鲊②。蜜一斤入水四两，磁器中炼，滴水不散用。

---

① 鹅口：中医病证名，即鹅口疮。指小儿口腔黏膜、舌头上布生白屑状物，状如鹅口的疾病。又名雪口、鹅口疳、鹅口白疮。多见于新生儿、婴儿泄泻及营养不良或麻疹等病后期。

② 鲊（zhà乍）：海蜇。

采百花之精英，朝夕嘘^①以阳气，酿成华液，气清味甘，凡寒热虚实之证，无不相宜。调荣卫_{甘缓和中}，解诸毒_{甘为土化，毒遇土则解}，安五脏，和百药_{甘温而补}。止咳_{润肺}，止痢_{姜汁和服}，通大便秘_{炼熟纳谷道中}，除汤火伤_{同薤白捣涂}，止心腹肌肉疮疡诸痛_{甘缓可以去急}。调脾胃_{甘能补中}，润肠燥_{柔滑}。然能滑肠，泄泻者、中满者_{甜能满中}忌用。性重下坠_{入水下沉}，欲上升药，勿用调炒。

黄蜡_{味淡。无味者谓之嚼蜡} 止泻痢_{性涩}，续绝伤，生肌定痛及金疮也_{甘能调血，温能行络}。凡荡涤下焦之药，以此裹之，免伤上部。

［批］解毒润燥。

露蜂房

_{味苦、咸、辛，有毒。恶干姜、丹参、黄芩、芍药、牡蛎。炙用。}

苦泄热，辛散结，咸软坚。得火气之甚，有毒而能攻毒。拔疔疮、附骨疽之根，毒在脏腑_{骨疽，附骨成脓，痛处发热而无汗，四体乍寒乍热，大便秘，小便赤。泻热发散，治之早则消。用蜂房、蛇蜕、乱发烧灰，酒调服，妙}。涂瘰疬成漏_{炙研，猪脂调服}，止风虫牙痛_{煎水含漱}，起阴痿_{煎水洗}，解乳痈_{用末，醋调服}。取悬于树受风露者佳。

［批］解毒杀虫。

蝉蜕

_{味咸，寒，入肺、肝、脾三经。洗净，去足翅，晒干用。}

此物吸风饮露，气极清虚，故能疗风热之证。治小儿惊痫夜啼_{用三个，去前半截不用，留后，研细末，敷乳头上，令儿咀之，是夜不哭}、目昏

---

① 嘘：慢慢地呼气。《说文解字》："嘘，吹也。"

翳障、疔肿疮毒、皮肤风疹痒痛_{水煎服}，以咸寒可祛风热，**善发痘疹**_其体轻而善脱，凡痘不起，在头用头，在身用身，在足用足，黑陷者，酒洗研末，汤调服，兼参芪则虚痒自愈。但多服恐泄元气，致表虚也，**催生下胞**取蜕脱也，**发声音，治喑哑**因鸣清响。

　　按：虚寒证禁服。

　　［批］散风热。

僵蚕

味辛、咸，微温，入肺、肝、胃三经。

　　僵而不腐，得清化之气，故能**治风化痰，散结行经**_{蚕病风则僵，故因以治风，能散相火逆结之痰}。**治中风失音、头风、喉痹**_{炒为末，姜汤调下一钱，当吐出顽痰}、**崩中带下**_{风热乘肝}、**丹毒、瘙痒**_{风热}，**风痰结滞、惊痫夜啼**_{肝虚}。**疗疔毒、瘰疬，灭瘢痕，除阴痒**_{风湿之病}，**及小儿惊疳、肤如鳞甲**_{由气血不足，亦名胎垢，煎汤浴之}。若诸症由于血虚，而无风寒客邪者勿服。以蚕头色白条直者良。糯米泔浸一日，焙干，去嘴甲，捣用。亦可解毒，发痘贯浆定痒极效。恶茯苓、桔梗、草薢。

　　蚕茧　使痈疽透孔_{烧灰，酒调服，一茧一孔，功同茅针}。

　　缫丝^①汤　瓮埋土中。解消渴，引清气上升，使相火下降。

　　蚕退纸　烧灰，水调服，甚益妇人。止带漏崩中、肠风吐衄诸血证。治走马牙疳_{用灰，加麝与白矾，擦龈上}，邪祟癫狂_{酒调灰下，立愈}。

　　雄蚕蛾　补肾益精，敏于生息_{用二蚕未交之雄者，微火炒黄，任合丸散，阴痿者服之甚效}。

　　［批］祛风化痰。

―――――――

① 缫（sāo臊）丝：煮茧抽丝。

晚蚕沙

味辛、甘，气温。

蚕食而不饮，属火性燥，燥则去风胜湿。治支①节不随、皮肤顽痹、腰脚冷痛、冷血瘀血炒黄浸酒，史国公用之、手足筋骨患处炒热铺席上，以患处就卧，厚覆取汗，忌风。疗肠鸣水火相激也，甘以和之，止消渴中气燥热也，辛以润之，除烂弦风眼目上下胞属脾。脾有湿，则虫生，麻油调敷，解食蛇肉毒中毒者身黑生鳞，日服蚕沙五钱，尽一二斗愈。

［批］燥湿去风。

玳瑁

得水中至阴之气，性寒，解一切热毒。治心风惊痫，利大小肠。又解痘毒神效。凡遇时行痘证，用生玳瑁、生犀角各磨浓汁一合，和匀，服半合，日三服。未发内消，已发稀少。若痘黑陷者，乃心热血凝也，照此，加入猪心血少许，紫草汁五匙，温服，可以起死回生。

［批］泻热解疽毒。

---

① 支：本义为劈下的一个竹枝。是"枝"的本字。引申泛指由草木整体上分出的杆状长条。通"栀"，指栀子。又通"肢"。《素问·逆调论》："人有四支热，逢风寒如灸如火者何也？"《类经·刺四支病》："痿厥者必体废，张其四支而取之，故血气可令立快也。"《素问·阴阳应象大论》："清阳发腠理，浊阴走五脏；清阳实四支，浊阴归六腑。"《国语·郑语》："是以和五味以调口，刚四支以卫体。"《正字通·支部》："支，与肢通，人四体也。"

斑蝥

味辛，寒，有毒，入肺、脾二经。畏巴豆、丹参、甘草、豆花。唯黄连、黑豆、葱、茶能解其毒。

辛寒能走散下泄，以毒攻毒，势不少停，善用之有再造之功。外用之，蚀死肌，敷恶疮。内用之，破石淋，拔瘰疬、疔肿，堕胎元，下猘[①]癫犬毒有方在诸毒门。豆叶上虫，黄黑斑纹，去翅足，同糯米炒用，亦有用米取气不取质者，或以醋煮用，皆可斑蝥，豆叶上虫。蚖责，食芫花者，青绿色，尤毒；亭长，春生，食葛花者，黑身赤头；地胆，秋生，冬入地，黑头赤尾，四虫不同，功略相近。皆有极毒，须当慎用。

按：斑蝥内服下败物，痛甚，以木通导之。

［批］大泻以毒攻毒。

蝎

味辛、甘，有毒，入肝经。全用者去足，焙，或用尾，尾力尤紧。形紧小者良。

色青属木。以辛温走散之性，故专入肝。祛筋骨风邪诸风掉眩皆属肝木、大人真中风、小儿急惊风、身体搐搦、口眼歪斜白附、僵蚕、全蝎等份为末，酒服二钱，甚效。疗带下疝痛二症属风，俱宜加用、破伤风宜以防风、全蝎，为末，酒下、小儿脐风初生断脐后伤风，肚青、口撮、吐白沫，此时垂危，用蝎可救。方在儿门。

按：似中风、小儿慢脾惊风属虚者忌用。

［批］去风。

---

① 猘（zhì制）犬：疯狗。

蜈蚣

味辛，温，有毒，入肝经。

辛散结，温能行。治小儿惊痫风搐、脐风、瘰疬、便毒^①、痔漏等症以毒攻毒。疗诸蛇虫鱼恶毒见蛇，便缘上啖其脑、杀鬼物^②、蛊疰、邪精，去瘀血，堕胎元。取赤足黑头者，火炙或酒炙，或荷叶包煨用，去头足尾甲。畏蜘蛛、蜒蚰不敢过所行之路、鸡屎、桑皮、盐中其毒者用桑汁、盐、蒜涂之；被咬者，以蜘蛛置咬处吸之。

［批］去风。

白颈蚯蚓

老者颈白，味咸，性寒。

得土中阴水之气。治伤寒狂热同荆芥穗捣汁饮之，得臭汗而解。寒能清热也、小水不通^③、腹肿、黄疸咸主下走。救跌打损伤垂危者用酒煎服，真神方也，疗痘疮紫黑捣汁服、耳卒聋秘蚯蚓安葱管内，入盐化水，点之立效。捣汁，井水调下入药，或晒干为末，或盐化为水，或炙或烧灰，各随所宜中其毒者，似游遍身，盐水频浴解之。

粪　名六一泥。可涂汤火疮、疖腮热毒，止消渴，解瘟疫烦

---

① 便毒：中医病证名，又称横痃。指肛门前后生疮。见《医学纲目》卷十九。亦指两侧腹股沟及阴部肿痛的病证。见于《妇人良方大全》卷二十四。

② 鬼物：《诸病源候论·鬼邪候》："凡邪气鬼物所为病也，其状不同，或言语错谬，或啼哭惊走，或癫狂昏乱，或喜怒悲笑，或大怖惧如人来逐，或歌谣咏啸，或不肯语。"《神农本草经校注》："古人对某些原因不明的神经疾患，或精神疾患，以及慢性传染病如鬼疰、尸注等，都视为鬼物百精。"

③ 小水不通：中医病证名。指癃闭。

热狂躁，利小水，通淋闭疼痛，敷小儿阴囊热肿。

[批] 泻热利水。

五谷虫

味寒。

善化积聚<small>小儿食积，肚硬胀痛</small>。漂净，晒干为末用。

[批] 化食积。

白蜡

味甘，寒，入肝经。

属金。生肌止血<small>血凉则止，故入油为烛</small>，定痛补虚，续筋接骨，为外科要药。

[批] 外用生肌。

五灵脂

味甘，气温，入肝经。

血中之气药也，大能行血行气，逐瘀止痛。凡男妇血中气逆如肠风血痢<small>行肠胃瘀滞</small>、心腹胁肋冷气、恶气诸痛悉治<small>行血顺气</small>，妇人经闭不通，经行滞痛不利，及产后心腹小腹血气刺痛<small>同蒲黄等份研末，以酒调末，熬成膏，入水再煎，并服其滓，或加童便</small>，卒暴心痛<small>五灵脂炒钱半，干姜炒三分为末，热酒调服，立愈</small>。疗血溃怪病<small>或眼中白珠浑黑，毛发坚直如铁，能饮食而不语，名曰血溃，以五灵脂为末，汤服二钱，即愈</small>。五灵脂乃北方寒号禽之粪也。黑色气臊，有溏心者真。酒飞去砂石用。生用行血，炒熟和血，炒黑止血。恶人参<small>此即曷旦鸟，夏月毛采五色。鸣曰：凤凰不如</small>

我。冬月毛落，忍寒而号曰：得过且过。

［批］调血止痛。

白花蛇

味甘、咸，性温，有毒。

透骨搜风，内达脏腑，外逐皮肤，无处不到。能引祛风之药至于病所。治手足瘫痪、肢节软疼、口眼歪斜、筋脉挛急、厉风疥癞、急惊、慢惊诸症皆属于风，必须佐以补血养肝之药为主，及白癜、鹤膝风、髭眉脱落、鼻柱塌坏，凡诸药力莫及，但服蛇药酒，切忌见风宜于密室静坐。凡似中风、虚弱人禁用。出蕲州龙头虎口，胁有二十四方胜纹，腹有念珠斑，口有四长牙，尾有爪甲，其长二三分，肠如连珠，眼光如生，他产则否。头尾有毒，各去三寸，亦有单用头尾者。春秋酒浸三夜，夏一宿，冬五宿，火炙，去尽皮骨，取肉焙干，久藏不坏，宜煮酒服。

乌梢蛇 色黑，尾细有剑脊者是。功用略同，炮制不异。但性善无毒头尾有毒，力亦小耳。

［批］去风。

蚺蛇胆

味苦带甘，入肝、脾二经。

禀己土之气，胆属甲乙风木，气寒有小毒。疗痔杀虫湿热生虫，苦寒能燥湿杀虫，故内外用之皆效，除目肿痛，护心止痛苦能清热。人若受杖，用此嚼化，可得不死。取胆粟许置水上，旋行极速者真胆上旬近头，中旬近心，下旬近尾，按时取之。

［批］明目杀虫。

蛇蜕

味甘、咸，有毒。

治惊痫、风疟、重舌烧末敷、喉风性窜能去风。疗疥癣、恶疮、疔肿、痔漏性毒能杀虫。除目翳、产难、皮肤疮疡皮性善脱。用雪白者皂荚水洗净，或酒或醋或蜜浸，炙黄，或烧灰，在人裁妥。

［批］去风毒。

螃蟹

味咸，气寒，入胃、肝二经。

胸中热结疼痛性寒，散血通经咸走肾，善续筋骨筋绝者，取黄捣烂，微炒，纳伤中，筋即连也。骨断者，生捣热酒调服，渣敷外用，扎好，半日骨内谷谷有声，即好，涂漆疮漆得蟹化为水，下死胎多用蟹爪，甘草煎就，入阿胶服，合小儿之囟用壳，白及末捣涂，去面肿胃热，正歪僻肝经风热。孕妇食，令子横生。风疾人食，其病复发。蟹性冷，若血因寒凝、胃寒滑泻而痛，忌食蟹有独螯、独目、六足、四足、腹下有毛、腹中有骨、头背有星点、足斑目赤者，有毒勿食。中毒者，冬瓜、紫苏可解。

［批］能续筋骨。

虾

味甘，温。

托痘疮，下乳汁。多食发疮动气。小儿勿食。
［批］发疮。

蜗牛

味咸，性寒，有小毒。

清火解热。**治脱肛**大肠热也。用蜗牛烧灰，猪脂和敷，立缩、**痔疮肿痛**用蜗牛入麝香，化为水涂之，或浸油涂之，或烧灰敷之、**疗肿发背**火毒结热也。用蜗牛捣，加片敷之。**解蜈蚣毒**不敢过蜗牛所过之路，触其身即死。负壳而行者名蜗牛，无壳者名蜒蚰，又名蛞蝓。古分为二，而其气味主疗无异，今并为一。

［批］解热毒。

水蛭

俗名马蟥。味咸、苦，平，有毒，入肝经。畏石灰。盐炒枯用。

咸走血，苦胜血，为攻血要药。**去积瘀坚瘕**治妇人因血瘕经闭而无子者、**血蓄膀胱**、**发狂躁暴**蓄血证，小便必利。仲景有抵当汤。用须细切，炒枯黄为末，不然，入腹则活，生子害人。若受其害者，以黄泥水饮数碗自下。然破血之药甚多，何必用此凶险之物也。

［批］攻血积。

虻虫

味苦，寒，有毒，入肝经。去足翅。恶麻黄。

色青入肝。**专唼牛马之血**。仲景用以逐血，因性而取用也。**破血积癥瘕**，**遍行经络**，**疗虚劳羸瘦**、**内有死血干结**以肌肤甲错，两目暗黑也。虻虫䗪虫，皆入于补血活血药中，散宿血结积，大有神效。**但堕胎甚速**。收取阴干，炒用。非气壮之人，实有蓄血者，水蛭虻虫，不敢轻投。

［批］化蓄血。

蟾蜍

俗名癞蛤蟆。味辛，温，有毒，入胃经。酒浸一宿，去皮肠炙用。

属土之精，上应月魄。治疮疽发背势重者，剖蟾蜍合疮上，不久必臭，如此二三易，其毒自解、**小儿劳瘦**、**疳虫**杀虫，**疗破伤风**同花椒、酒煮服，即愈、**瘟疫发斑危剧者**烧灰存性，酒送、**一切有虫诸恶顽疮**油调灰敷。

蟾酥　即蟾蜍眉间白汗。

辛温，有大毒，助阳解毒。治疔肿恶毒合他药服一二厘，解毒如神，**阴蚀、厉风、猘犬恶伤**外用无虑，不得内服，**外科有夺命之功。然轻用烂人肌肉**若疮已溃，当生肌长肉之际用之，作痛异常，不可不知。

一种蛤蟆，腹大身小，举动极急，吞接百虫，剖贴痫肿热结。

蝌蚪子　系蛤蟆子，合桑椹染须，永不皓白。捣烂为火疮敷药，绝无瘢痕。

蟾蜍肪即脂　涂玉，刻之如蜡。

［批］拔毒杀虫。

蜈蚣

一名推车客。味咸气寒，有毒，入肺、肝、脾、胃四经。

以咸寒软坚润下之性，治小儿惊痫、大人癫狂内服非虚人所宜，外用易臻厥功、**肠漏出水**加冰片少许，为末，纳入孔内，即愈，**拔疔毒**用蜈蚣心，在腹下度取之，其肉稍白是也，贴半日再易，立瘥。**凡铁入骨**同巴豆微炒，捣涂，极痒时拔之，**除痔虫**捣为丸，纳之，虫尽出。**炙黄用。畏羊肉。**

［批］解毒。

桑螵蛸

味咸，平，入肾经。畏旋覆花。蒸透再焙。

人以肾为本，味咸能补，故能起阴痿，止梦遗，益精填髓。治腰痛崩漏肝肾不足，通五淋，缩小便肾与膀胱相表里，肾足则气化，故能通。肾气既固，则水道安常，故又能止。即螳螂卵也，桑树生者良如他树生者，以桑皮佐之，桑皮行水能达肾经。一月二月采，蒸熟炙用，否则令人泻。其房寸许，一枚九十九子，用之即伤百命，仁人君子，不忍用焉。

［批］补肾。

蜘蛛

有毒。

治狐疝偏痛、睾丸或上或下炙黄为末，同茴香丸服。**蛇虺**[①]**咬**，捣汁涂。蜈蚣咬，用活吸。取身圆无花者用。

［批］治狐疝解毒。

䗪虫

味咸，寒，有毒，畏皂荚、菖蒲。

肝经药也。血为真阴凝滞，则经络不通，诸病生焉。治瘀血

---

① 蛇虺（huǐ 毁）：泛指蛇类。

停留、经闭癥瘕，令妇人生子病由血枯而无瘀者不宜，疗跌扑伤损如神
方载跌伤。即土鳖虫也生于下湿之地，以刀断之，中有白汁，接之即活，故续筋接
骨有奇效。阴干或焙干，研末，酒调服。

［批］去瘀接骨。

蝼蛄

一名土狗。味咸无毒。去翅、足，炒。

通二便、消水肿自腰以前消上肿，自腰以后消下肿，左右亦如之，全用消通
身肿，贴瘰疬，化骨鲠。但性急，虚人戒之。

［批］利水消肿。

瓦楞子

即蚶子。味甘咸，气温，无毒。

消血块，败痰癖咸能软坚，故消血积，温能补中，故散痰积。用壳，煅红醋
淬三次，为末，醋膏糊丸。治一切气血癥瘕。肉益中气，健脾胃有益无损。

［批］消血块散瘀积。

鲤鱼

味甘，平。

禀阴极之气，故鳞三十有六，然阴极阳生，能利小便。治脚
气黄疸水肿同赤小豆煮服，当下利而瘥，疗妊娠内外水胀、水肿如神有千
金鲤鱼汤，载妇科胎前门，除咳逆上气，止消渴甘可以缓。鳞烧灰，治产
后血迷、血晕、败血不止、淋沥崩中能入血散滞，或调酒，或调童便，或

调药服。凡风热病，下痢有宿癥者，俱忌食。忌犬肉、葵菜同食。炙鲤鱼，烟入目，损失目光。

［批］泻水。

鲫鱼

味甘，性温。

诸鱼属火，鲫鱼属土，土能制水。治膈气吐食用鲫鱼去肠留鳞，以大蒜填满腹，纸包煨熟取肉，合平胃散末为丸，米汤下二十丸，疗肠风下血用五倍子末，填满鱼腹，煅存性，为末，酒服一钱，实肠补脾利水土能去湿。忌芥菜、猪肝、沙糖同食。

［批］补土和胃。

鳗鲡

味甘，温。

去风杀虫。治骨蒸劳瘵、湿痹风瘙、阴户蚀痒皆有虫也。其骨烧烟，蚊化为水，置衣箱，辟诸蠹，脾胃虚寒者、有孕者勿食。

［批］补虚杀虫。

鳝鱼

味甘，温。

补中益气，除风湿。尾血疗口眼歪和麝，左歪涂右，右歪涂左，正即洗去，治耳聋滴耳、痘后目翳点目。鳝善穿穴，故能走经络、诸窍之病。风中血脉，用血主之，从其类也。但性热，凡病虚热，及病后勿食。若过食动风，生霍乱。

［批］去风补气。

蠡鱼

又名七星鱼。味甘，寒，入脾、肾二经。

色黑象水，味甘属土，为益脾除水之妙品。治水肿神效有二方载肿胀门。解喉痹用胆汁点之，稀痘疮有法在痘疹门，此鱼首有七星，夜朝北斗，食之无损。

［批］泻水稀痘。

青鱼胆

胆味苦，寒，入肝经。

色青入肝，肝窍通于目。治目赤肿障翳点之。若系实热，加黄连熬膏，冰片少许，疗乳蛾、喉痹用胆矾入青鱼胆，冬月阴干，研末，吹喉，吐痰而愈，涂汤火疮，化鱼骨鲠。腊月收以备用。

［批］治目疾喉痹。

石首鱼

味甘，气平，入胃经。

开胃增食。治暴痢腹胀宽中消食，且无油腻。干则为鲞①。其性疏利，能理肠胃。首中有石，可治石淋磨服或烧为末。得海中水土之气，故甘能补胃，而五脏皆得所养，则中气自益矣。

［批］调补胃气。

---

① 鲞（xiǎng 响）：干鱼。

人部

发灰

名血余。味微苦，微寒，入肝、肾二经。

补阴和血自阴而生，自下而长，得阴阳之生气。凡补药中，自人参、熟地而外，当以此为亚，壮肾色黑，补肺气雄。治吐衄、崩漏、舌血茅根汤调服、血晕、血痢、血淋、肠风、转胞不通。利二便，去瘀长肉以上诸症，属血寒者酒调服，属血热者童便调服。在阴，可以培形体，壮筋骨，托痈疽。在阳，可以益神志，辟寒邪，温气海以阴中有阳，静中有动也。合药熬膏，能治溃疮凉血。皂荚水洗净，入罐固煅，存性用。

胎发 老景得之，大补衰涸。

头垢名百齿霜，即篦发之垢腻 为丸服，治淋闭不通、伤寒劳复，出竹木刺入肉津和涂之。

乱发灰 煅制同前，血证亦用。若误吞发绕喉，入腹成瘕，取自己发烧灰，水调下即外人发灰亦可用。治破伤风入脑，加何首乌末酒调灌苏。疗火灼肿毒同鸡子黄熬油涂之，止金疮血以灰敷之、鼻衄以灰吹之，解小儿惊痫同鸡子黄煎服。鸡子能去风痰，发灰能去心窍之血。

［批］大补阴血。

人牙

味咸，温，有毒，火煅研，调酒服。

齿牙，肾之标，骨之余也。治劳肾亏除疟，托痘疮倒靥^①欲其入
肾攻毒，盖劫剂也。若气虚色白，毒伏在心，痒塌无脓，及紫泡热痱之症，只宜补虚
解毒，不得误用。凡痘疮黑陷，咬牙，止用一二厘或少加麝，盖性烈，
恐发表太过，不得已而投之可也。

人津沫　精气所化。于五更时涂肿即消。拭目去障。咽于丹
田，制火固精，轻身延年仙家以千口水成活字，诚不死之方。

［批］发痘。

人乳

味甘，气平，入心、肾、脾、肺四经。

乃气血之液也，大补荣卫，培益元阳。安神魂，润肠胃，退
虚热，滋干膈、一切亏损劳症。此以人补人，却病延年之圣药也。
但功专补阴，若阳虚得寒作泻者禁之。取年少无病人之乳晒干，
用茯苓粉收，或用锡瓢盛乳，浮滚水上一刻，再浮冷水上，立干，
刮取粉用尤良。

［批］补虚润燥。

紫河车

即人胞衣也，味咸，性温，入肝、肾二经。

本人之气血所生，补一切虚损劳伤。凡骨蒸盗汗、腰痛膝软、
体瘦精枯，俱能补益。又益妇人，俾育胎孕。长流水洗净，酒蒸
焙干以银器插入焙煮，器不黑则无胎毒，庶可用。或煮烂捣化入药按：崔行

---

① 倒靥（yè）：中医病证名。特指痘疮不能结痂。《证治准绳·幼科》："痘疮遍
身溃烂，不结痂者，倒靥也。"

功①云，宜藏吉方，若为虫兽所食，令儿不育。此亦铜山西崩，洛钟东应②之理。若煮食不顾损人，长厚者勿忍为也。

［批］大补气血。

脐带

小儿脱下脐带，为真气聚会之物，烧灰存性，与小儿服，可解胎毒，稀痘疮，培元气，免惊风返本还元之义也。

［批］解毒稀痘。

童便

味咸，寒，入肺、胃、膀胱三经。

降火滋阴，善清一切血热妄行咸走血分。治吐衄损伤凡跌打损伤，血闷欲死者，以热童便灌之，疗热狂烦躁、肺痿失音。退阴火，定喘促引肺火下行，从膀胱出，利大小便肺与大肠相表里，又系水之高源，肺清，故二便自利，除劳瘵骨蒸火不上炎，疗难产，下胞衣散瘀之功，及产后败血攻心凡产后用童便合酒服，最妙。法当乘热饮之，热则真气尚存，降火甚速，降血甚神取八九岁之便，去头尾，用中间一节，须清彻者为妙。入姜汁行痰、韭汁散瘀冬月用汤温之。

轮回酒自己之溺 治火上炎、阴热劳嗽晋氏云，饮溲溺百无一死，服凉

---

① 崔行功：唐代官吏。恒州井陉（今属河北）人。自幼好学，才华出众。曾任吏部郎中、通事舍人、司文郎中、秘书少监。知医。著《千金秘要备急方》一卷，已佚。

② 铜山西崩，洛钟东应：比喻重大事件彼此相互影响。南朝宋·刘义庆《世说新语·文学》：殷荆州曾问远公："《易》以何为体？"答曰："《易》以感为体。"殷曰："铜山西崩，灵钟东应，便是《易》耶？"

药百无一生，疗目赤肿痛用己尿乘热抹洗，大退邪热。

按：小便性寒，若阳虚无火、食不消、肠不实者忌之。

［批］补阴散瘀泻火。

秋石

味咸，气温。

滋肾水，润三焦，退骨蒸水足，软坚块味咸。治虚劳咳嗽、白浊遗精补肾之功。若煎炼失道，多服反生燥渴之患咸能走血，且经煅炼，中寓暖气，使虚阳妄作，真水愈亏，不如童便，未失真元之气矣。

［批］滋阴降火。

人中白

即溺器中之白垢，入肝、肾、三焦、膀胱四经。

味咸性凉，能泻四经有余之火。内服可除骨蒸劳热、肺痿吐血。外治汤火灼疮、口舌疳烂除热降火之功、痘疮倒陷。煅研，为散为丸用。

［批］泻火。

人中黄

味甘，性寒，入胃经。

解五脏实热，治天行瘟疫热狂如神，痘疮血热，黑陷不起。用竹去青皮，通空一头，入甘草末，将竹一头实者，立冬插厕，立春取来，置于有风无日处，阴干半月，取甘草用。

人粪_{极苦大寒} 解诸毒，治疔肿_{用新粪数一日，根烂}。

干粪_{烧烟尽，研细服} 治痘疮黑陷，并时行大热狂走。

粪蛆 捞起漂净，治小儿疳胀神方。

粪清_{一名黄龙汤，一名金汁} 截竹去青，入粪坑中，积年得汁，甚黑而苦，埋地年深，如泉清而无秽气者。治天行热狂、痘疮热陷，解恶疮、瘟病、疔肿百毒。垂死皆疗_{又法：取汁，用棕上加棉纸，再铺黄土，淋粪滤汁，入瓮以碗覆之，埋土中一年用。}

按：伤寒非阳明实热、痘疮非紫黑干枯者均禁。

〔批〕泻热。

裤裆灰

治阴阳易_{人于时病后交合，阴阳便即相着，甚于本病。其候小便赤涩、寒热头痛、耳鸣眼花。女患阳易，须男子裤，若男患阴易，须妇人裤。取对阴处，烧末服之，以阴既易之病，即以阴阳之物治之。}

月经布 解极毒之药箭_{味咸为水化，毒得水则解}。治女劳复病_{热病后交合，其证热躁，或卵缩腹痛，盖前病余热未除，阴精复损，故有是证。月布乃阴中有阳之物，能补阴以除热也}，疗男子阴疮_{因不忌月事，用月布烧存性，麻油调敷。}

红铅_{童女首行经血，用法得之，即《楞严经》^①所载精仙是也} 回垂绝之阳，有夺命之权_{服之而热极者唯童便可解。}

〔批〕治阴阳易。

---

① 《楞严经》：大乘佛教经典，全名《大佛顶如来密因修证了义诸菩萨万行首楞严经》，又名《中印度那烂陀大道场经》，简称《楞严经》《首楞严经》《大佛顶经》《大佛顶首楞严经》。